Hegerl · Niescken

Depressionen bewältigen

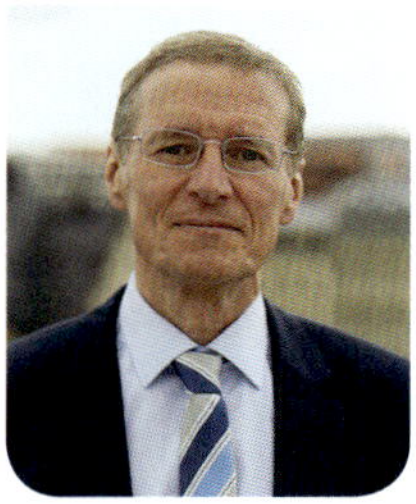

Nach langjähriger Tätigkeit als Universitätsprofessor an der Klinik für Psychiatrie und Psychotherapie an der LMU München und Direktor der Klinik für Psychiatrie und Psychotherapie an der Universität Leipzig hat **Prof. Dr. med. Ulrich Hegerl** 2019 die Senckenberg-Professur an der Universitätspsychiatrie an der Goethe-Universität Frankfurt am Main angetreten. Er ist Vorsitzender der Stiftung Deutsche Depressionshilfe (www.deutsche-depressionshilfe.de) und der European Alliance against Depression (www.EAAD.net) sowie Mitglied des Wissenschaftlichen Beirats der Bundesärztekammer. Zudem war und ist er Leiter zahlreicher nationaler und internationaler Forschungsprojekte mit den Schwerpunkten Depression und Suizidprävention. Ein Fazit aus seiner Berufserfahrung: »Erst wenn man das Privileg hatte, sehr viele an Depression erkrankte Menschen über Jahre hinweg begleitet und behandelt zu haben, beginnt man zu verstehen, dass Depressionen eigenständige Erkrankungen und mehr als Reaktionen auf schwierige Lebensumstände sind.«

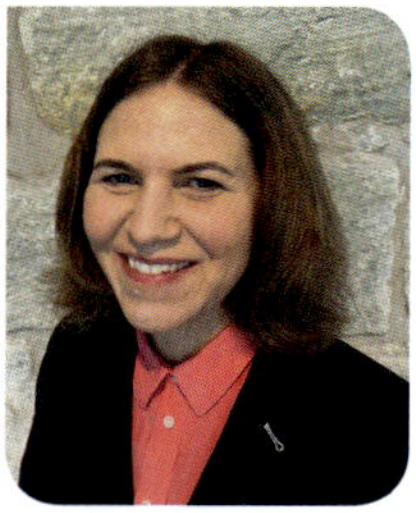

Die Wissenschaftsjournalistin **Dr. Svenja Niescken** beschäftigt sich unter anderem mit der Aufbereitung und Weitergabe wissenschaftlicher Themen im Internet und Patienteninformationen zu psychischen Erkrankungen. Entspannen kann sie sich am besten beim Meditieren und Joggen. In ihrem mehrfach ausgezeichneten Projekt »Universitäre Aufklärung Depression« hat sie künftige Führungskräfte im Umgang mit Depressionen am Arbeitsplatz geschult. »Wir haben festgestellt, dass psychische Gesundheit für Studierende ein sehr wichtiges Thema ist und es hier großen Bedarf an weiterer Aufklärung gibt.« Sie ist Mitautorin mehrerer Sachbücher über psychische Gesundheit und hat sich in ihrer Promotion mit unerwünschten Nebeneffekten von Depressionsforen befasst.

Danksagung

Die Autoren bedanken sich für die konstruktiven Anregungen und Anmerkungen zu dieser überarbeiteten Auflage bei Heike Friedewald von der Stiftung Deutsche Depressionshilfe.

Prof. Dr. med. Ulrich Hegerl
Dr. Svenja Niescken

Depressionen bewältigen

Erste Anzeichen erkennen. Die Fülle der Therapien nutzen. Dauerhaft aus der Depression finden

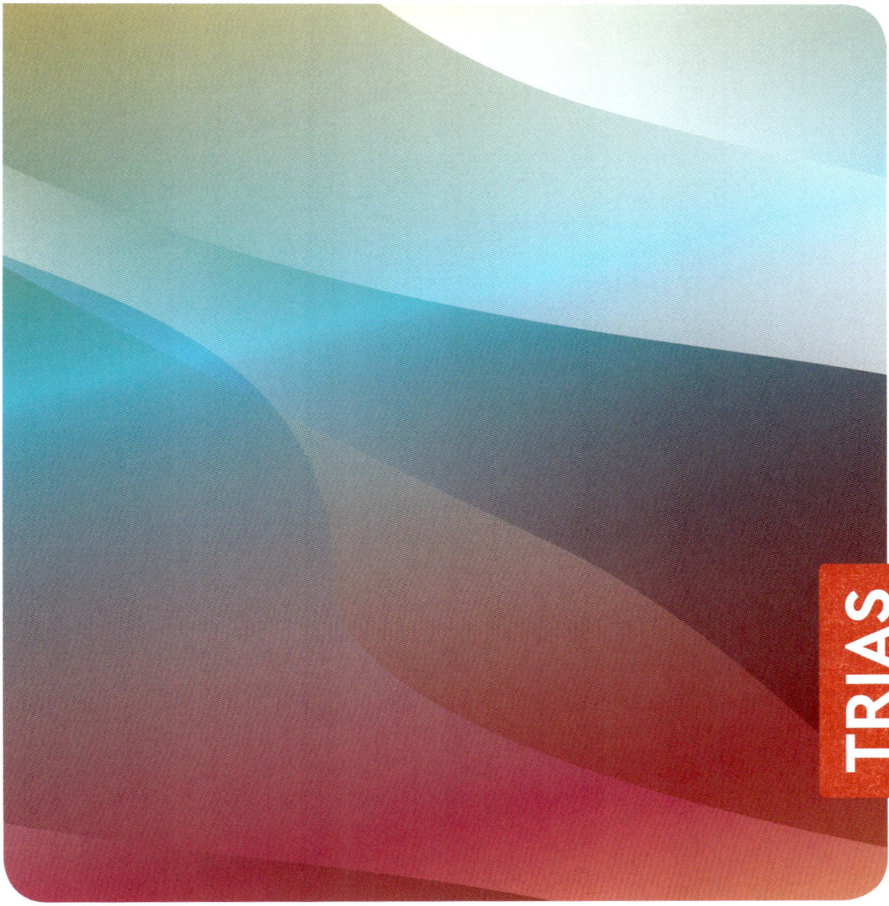

Ihre Hilfe-Tools

Vorwort von Harald Schmidt

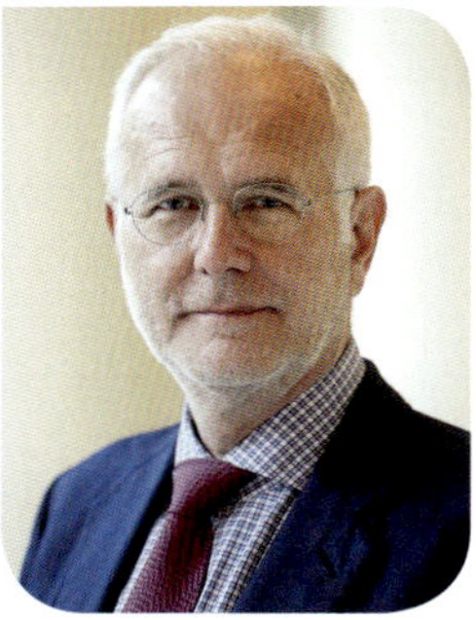

Depression – darunter kann sich wirklich jeder etwas vorstellen, allerdings meist jeder etwas anderes. Der Glückliche, der damit bisher nichts zu tun hatte, denkt vielleicht an Kränkungen und Sorgen bei Partnerschaftskonflikten, an Tage, an denen man überfordert und »nicht gut drauf« ist, an Trauer bei Verlusterlebnissen oder gar an den süßen Schmerz der Melancholie. Der direkt Betroffene erinnert sich mit Entsetzen an den Moment, wo ihm die Krankheit den Boden unter den Füßen weggezogen hat und Freude, Zukunft und Hoffnung undenkbar waren. Der verzweifelte und ratlose Angehörige spürt die eigene Hilflosigkeit gegenüber dem völlig veränderten Partner, der mit einem Mal weder durch Worte noch durch Zuneigung oder Ärger erreichbar schien. Der Umgang mit der Erkrankung Depression schwankt zwischen Banalisierung und Dämonisierung, und genau hieraus erwächst auch das Stigma, das dieser Erkrankung immer noch anhaftet, wenn auch weniger als noch vor einigen Jahren. Aus diesem Grund habe ich auch die Schirmherrschaft für die Stiftung Deutsche Depressionshilfe übernommen und nicht wegen meines Hangs zur Ämterhäufung.

Entscheidend ist eine sachliche und verständliche Aufklärung. Was sind die genauen Krankheitszeichen? Was weiß man über die Ursachen? Wie sind die Behandlungsmöglichkeiten? Diese und andere Fragen beantwortet der Ratgeber. Hierbei orientieren sich die Autoren, soweit das beim jetzigen Wissensstand möglich ist, weniger an Meinungen von Autoritäten oder persönlichen Überzeugungen, sondern vielmehr daran, was durch wissenschaftliche Untersuchungen auch belegt ist. Dadurch wird das Risiko möglicher Selbsttäuschungen reduziert, weil bei wichtigen Aussagen immer die Frage im Raum steht: »Wodurch ist das belegt?« Gerade im »Psychobereich« treffen wir auf einen undurchdringlichen Dschungel aus Heilslehren und Schulen mit oft charismatischen Häuptlingen. Diese empfehlen den verzweifelten Betroffenen dann Behandlungen, von denen weder klar ist, ob sie wirken, noch ob sie keinen Schaden anrichten. Das erschwert den depressiv Erkrankten, die ohnehin entscheidungsunsicher sind, die Orientierung.

Hier sorgt dieser Ratgeber für Ordnung. Er schafft eine Basis für mehr Verständnis der Erkrankung und auch für einen besseren und gezielteren Umgang mit ihr. Der Ratgeber hilft aus der Resignation heraus und macht Mut, sich Hilfe zu holen und die bewährten Behandlungsmöglichkeiten konsequent zu nutzen. Hierzu möchte ich Sie auch ganz persönlich ermutigen. Depression ist behandelbar!

Alles Gute für Sie

Ihr Harald Schmidt
Schirmherr der Stiftung Deutsche Depressionshilfe

Liebe Leserin, lieber Leser,

wer in der Depression gefangen ist, kann sich einen positiven Ausgang kaum vorstellen. Eine Depression ist mehr als die meisten anderen Erkrankungen mit einem hohen persönlichen Leiden verbunden. Es handelt sich um eine schwere, nicht selten lebensbedrohliche Erkrankung, die einer professionellen Behandlung bedarf. Denn viele depressive Patienten erleben ihren Zustand als so unerträglich, dass sie nicht mehr leben wollen.

Die Depression ist auch eine häufige Erkrankung. Sie haben viele Leidensgenossen. Allein in Deutschland wird die Zahl der im Lauf eines Jahres Erkrankten auf ca. fünf Millionen geschätzt. Erfreulicherweise gibt es wirksame Behandlungsverfahren, mit denen fast allen depressiv Erkrankten geholfen werden kann. Meist kann die Krankheit vollständig zum Abklingen gebracht und das Rückfallrisiko deutlich reduziert werden. Die wirksamen Behandlungen werden aber aus verschiedensten Gründen oft nicht konsequent eingesetzt – mit leidvollen Folgen für die Betroffenen.

Dieses Buch soll Ihnen helfen, besser mit der Erkrankung umzugehen und die für Sie optimale Behandlung zu finden. Gute Kenntnisse über Ihre Erkrankung und die verschiedenen Behandlungswege machen Sie zum »Experten in eigener Sache« und damit auch zu einem gut informierten und kompetenten Gesprächspartner für Ihren Arzt. Dadurch können Missverständnisse und Irrwege in der Behandlung vermieden werden. Der Ratgeber wendet sich an Menschen, die von einer Depression im Sinne einer ernsthaften medizinischen Erkrankung betroffen sind. Er ist aber auch für Menschen, die unter noch nicht krankhaften Stimmungsschwankungen leiden, und vor allem auch für Angehörige von Erkrankten hilfreich.

Zur Aufteilung des Buches

Dieser Ratgeber gliedert sich in drei Buchteile und einen Serviceteil.

Im ersten Teil lernen Sie die wichtigsten Anzeichen und Formen der Krankheit kennen. Mit einem Selbsttest können Sie feststellen, ob bei Ihnen oder Ihrem Angehörigen typische Depressionszeichen bestehen. Dort geht es auch um die Modediagnose Burn-out, hinter der sich oft eine Depression versteckt. Wir beschäftigen uns mit möglichen Ursachen und Auslösern der Erkrankung. Depressionen bei Frauen, bei Kindern und bei alten Menschen sind weitere Themen.

Der zweite, umfangreichste Teil widmet sich allen verfügbaren Therapiemöglichkeiten. Sie erfahren, wie Sie die richtigen Ansprechpartner finden. Zudem werden die Stärken der unterschiedlichen Behandlungsstrategien, aber auch mögliche Nachteile bzw. Nebenwirkungen und alle anderen wichtigen Entscheidungskriterien übersichtlich dargestellt.

Der letzte Buchteil beschäftigt sich mit dem wichtigen Thema Selbsthilfe. Denn es gibt vieles, was Sie begleitend oder im Anschluss an eine Behandlung selbst tun können, um besser mit der Erkrankung umzugehen. Dabei beschäftigen wir uns auch ausführlich mit digitalen Angeboten und helfen Ihnen bei der Orientierung bei den zahllosen Webseiten, Onlineforen, digitalen Therapieangeboten sowie Gesundheits-Apps. Weitere Schwerpunkte sind Hilfe und Unterstützung für Angehörige, die grundsätzlich bei einer Depression mitbetroffen sind, sowie der Umgang mit der Depressionsdiagnose am Arbeitsplatz.

Da dieses Buch schon von vielen Betroffenen, Angehörigen und anderen interessierten Menschen gelesen wurde und unvermindert eine große Nachfrage besteht, halten Sie nun die 4. Auflage in Händen, die wir gründlich überarbeitet, ergänzt und auf den neuesten Stand gebracht haben. Wir hoffen, dass dieses Buch auch für Sie hilfreich ist.

Frankfurt am Main und Bamberg, im Sommer 2022

Prof. Dr. med. Ulrich Hegerl
Dr. Svenja Niescken

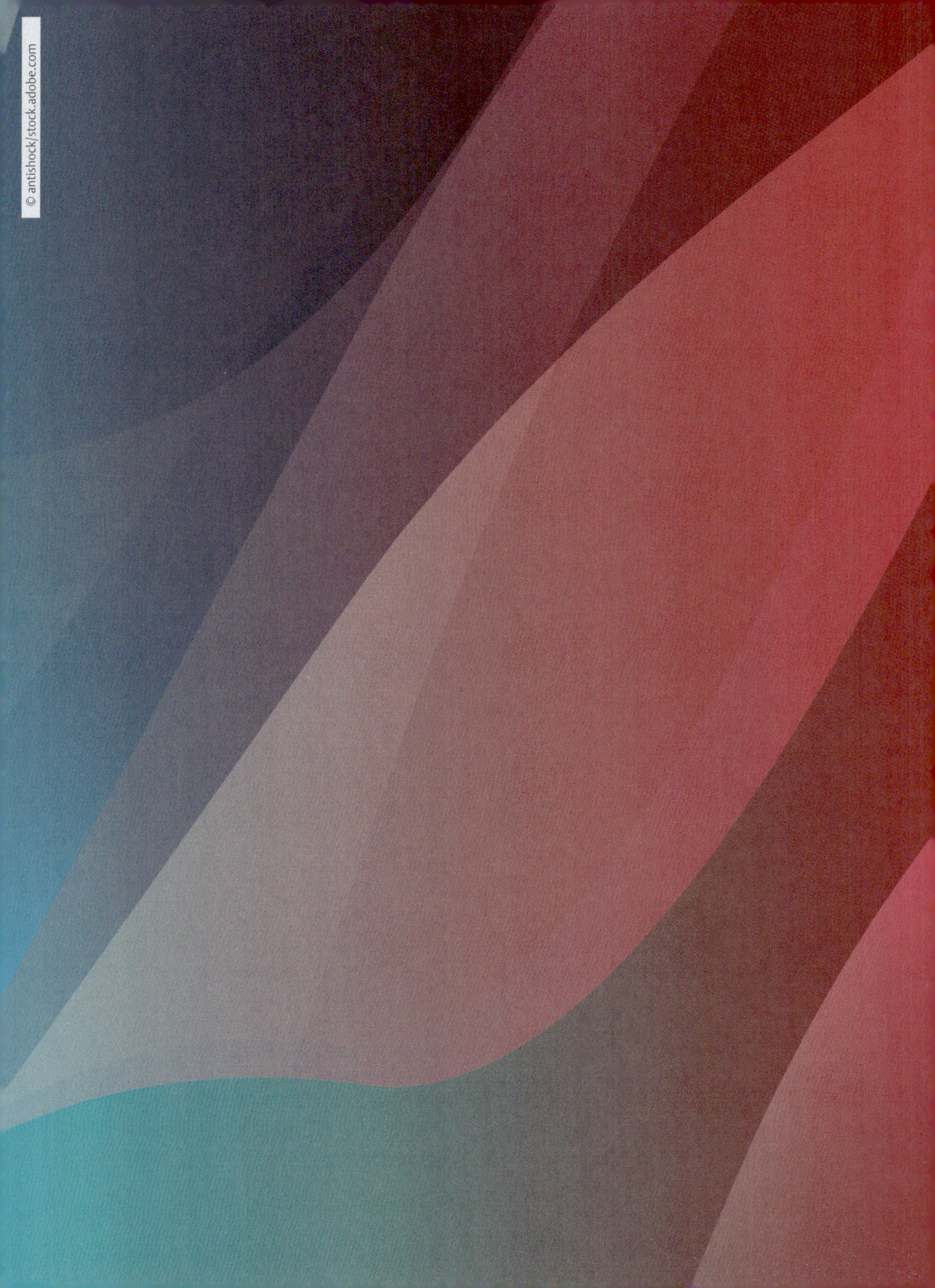

Depression verstehen

Typische Anzeichen einer Depression sind die gedrückte Stimmung, tiefe Erschöpfung und der Verlust jeglicher Freude und meist auch aller anderen Gefühle.

Die vielen Gesichter einer Depression

Die Depression verändert das Erleben und Verhalten der Betroffenen tiefgehend. Sie haben das Gefühl, als ob sich über Körper und Seele ein bleierner Mantel gelegt hätte.

Diese Veränderungen äußern sich in verschiedenen Symptomen (Krankheitszeichen). Möglicherweise treffen einige der Krankheitszeichen auf Sie selbst oder einen Angehörigen zu.

Typische Symptome

Die Stimmung ist deprimiert Die Betroffenen fühlen sich niedergeschlagen (lateinisch »deprimere« = niederdrücken).

Freudlosigkeit Die Fähigkeit, irgendeine Freude zu empfinden, ist ausgeschaltet. Auch erfreuliche Ereignisse erreichen die Betroffenen nicht. Jegliches Interesse an der Umwelt ist verloren gegangen, auch das Interesse an Sexualität. Viele Depressive beschreiben ihren Zustand als »innere Leere« und »Gefühl der Versteinerung« (Gefühl der Gefühllosigkeit). Bei einer schweren Depression versiegen die Tränen, selbst negative Gefühle wie Trauer werden nicht mehr erlebt. Wenn die Tränen wieder fließen, kann das somit auch ein Zeichen der Besserung sein.

Antriebsstörung Depressive leiden unter Schwunglosigkeit und gestörtem Antrieb. Alles erfolgt wie gegen einen zähen Widerstand. Sie fühlen sich erschöpft, ziehen sich oft von ihren Mitmenschen zurück und erleben schon kleinste Aufgaben als einen unüberwindbaren Berg. Häufig fühlen sie sich nicht einmal mehr in der Lage, sich selbst zu versorgen. Manche Betroffene laufen jedoch auch rastlos und von Verzweiflung getrieben umher.

Schuldgefühle Typisch für diese Erkrankung ist auch die Neigung zu intensiven und übertriebenen oder unbegründeten Schuldgefühlen und Selbstzweifeln (z. B. »Ich bin nur eine Belastung für die Gesellschaft und meine Familie« oder »Alles was ich mache, mache ich falsch«).

Ständiges Grübeln Die Betroffenen werden von einer Grübelneigung gequält. Die durch die Depression dunkel gefärbten Gedanken kreisen um eigenes Versagen, die scheinbar ausweglose Situation und die unbewältigbar erscheinende Zukunft.

Angstgefühle Die meisten Menschen mit Depression beschreiben zudem ein alles durchdringendes Angstgefühl, das sie den ganzen Tag über begleitet.

Es zieht mir den Boden unter den Füßen weg

»*Bei mir fängt ›Es‹ mit einem Gefühl an, dass plötzlich alles anders ist. Es zieht mir den Boden unter den Füßen weg. Ich bin kein ängstlicher Mensch, weiß, was ich will, schlafe in der Regel gut, esse gern und habe viel Freude an der Natur. Das ist in der Depression alles anders.*«

Das Aufstehen kostet ungeheure Kraft

»*Die Nacht ist schon schlimm, aber dann kommt der Morgen. Schonungslos. Mein Gott, wieder ein Tag. Wie steh' ich ihn durch? Am besten wäre Liegenbleiben. Aber das hab' ich früh gemerkt, dass dies noch schlimmer ist, zumindest bei mir. Doch kostet es ungeheure Kraft aufzustehen. Es gibt ja nichts, worauf man sich freuen könnte. Warum überhaupt leben? Alles ist so mühsam. Mir hat am Morgen die Aussicht auf den Abend geholfen. Abends wurde es bei mir immer etwas besser. Wenn die Sonne untergeht, geht auch die Depression unter. Das habe ich auch so empfunden.*«

Körpersprache Manche Betroffene können ihre Depression gut überspielen und vor ihrer Umgebung weitgehend verbergen. Familienangehörige und enge Freunde bemerken jedoch meist die Veränderungen hinter der Fassade. Die Erkrankung spiegelt sich bei den meisten Menschen mit Depression in Mimik und Gestik wider: Das Verhalten wirkt gebremst, die Stimme ist leise und monoton, die Antworten in einem Gespräch erfolgen quälend langsam.

Schlaf- und Appetitstörungen So gut wie alle depressiv Erkrankten leiden unter hartnäckigen Schlafstörungen. Ein großer Teil wacht in den frühen Morgenstunden auf und liegt mit quälenden Grübeleien im Bett. Auch eine Appetitstörung mit Gewichtsverlust ist häufig. In Einzelfällen weisen jedoch die Betroffenen gegenteilige Krankheitszeichen auf, nämlich vermehrte Schlafneigung und gesteigerten Appetit, besonders auf Süßes. In diesem Fall spricht man von einer atypischen Depression. Tritt dieser Krankheitszustand regelmäßig und ausschließlich in den Herbst- und Wintermonaten auf, handelt es sich um eine ›saisonal abhängige Depression‹ (»Winterdepression«).

Körperliche Beschwerden Viele Menschen mit Depression leiden zudem unter unterschiedlichsten körperlichen Beschwerden, die von Kopf- oder Rückenschmerzen, über Zahnprobleme bis hin zur Verstopfung reichen können. Typisch ist zudem ein nagendes, drückendes Gefühl hinter dem Brustbein. Zudem werden bestehende Beschwerden (z. B. Ohrgeräusche) intensiver wahrgenommen und als unerträglich erlebt.

Suizidgedanken Die Mehrzahl der Patienten mit einer schweren Depression erleben ihren Zustand als so hoffnungslos und unerträglich, dass sie diesem entfliehen wollen – wie auch immer. Suizidgedanken können durch Aussagen wie: »Das hat doch alles keinen Sinn« oder »Ich halte es nicht mehr aus. Am liebsten würde ich einschlafen und nicht mehr aufwachen«, geäußert werden. Eventuell hat der Betroffene sogar konkrete Suizidgedanken und -pläne. Auf die Suizidalität als dem dunklen Begleiter der Depression wird später eingegangen.

Über Körper und Seele legt sich ein bleierner Mantel. Man empfindet keinerlei Freude mehr. Auch alle anderen Gefühle sind wie abgetötet. Ein Zustand der Versteinerung und inneren Leere tritt ein.

Häufige Erkrankung – und trotzdem ein Tabu

» *Bald bemerkte ich, man kann über alle Krankheiten sprechen – über einen Herzinfarkt, über Krebs, sogar über AIDS. Aber über der Depression liegt ein Schleier. Erst als ich im Bekannten- und Verwandtenkreis begann, über meine Krankheit zu reden, mich zu ihr zu bekennen, merkte ich, wie viele Menschen oder deren Angehörige ähnliche Erfahrungen mit der Krankheit hatten.«*

Die schweren Zeiten haben mich dankbar gemacht

» *Manchmal werde ich gefragt, ob ich glaube, dass meine Depression einen Sinn gehabt hat. Zunächst habe ich immer geantwortet: ›Nein, es war nur furchtbar‹. Mittlerweile sehe ich es etwas differenzierter und meine, diese schweren Zeiten haben mich dankbarer gemacht. Ich kann noch mehr staunen über die Schönheiten der Natur, der Pflanzen, des Sternenhimmels und mich an kleinen Dingen freuen. Und ich bin sensibler geworden für das Leiden anderer, höre genauer hin. Ich sage nicht mehr: ›Reiß dich zusammen‹, weil ich weiß, dass es sein kann, dass die- oder derjenige einfach nicht mehr kann.«* «

Was ist eine depressive Episode?

Im deutschen Sprachraum richten sich Ärzte nach der von der Weltgesundheitsorganisation (WHO) herausgegebenen International Classification of Diseases, wobei 2022 die neueste Überarbeitung, die ICD-11, in Kraft tritt.

Depressive Erkrankungen verlaufen typischerweise in Krankheitsphasen, auch Episoden genannt, die meist mehrere Monate anhalten und auch spontan wieder abklingen können. Zwischen den depressiven Episoden sind die Menschen meist wieder genuss- und leistungsfähig. Nach ICD-11 müssen für die Diagnose Depression über zwei Wochen oder länger mindestens fünf Symptome vorliegen, darunter mindestens ein Hauptsymptom. Die Symptome finden Sie im Kasten (Seite 16). Je nach Intensität der Symptome und der damit verbundenen Einschränkung wird zwischen leichter, mittelgradiger und schwerer Depression unterschieden.

Haupt- und Nebensymptome einer Depression

Hauptsymptome:
- gedrückte, depressive Stimmung
- Interessenverlust, Freudlosigkeit

Weitere Symptome:
- verminderte Konzentration und Aufmerksamkeit
- vermindertes Selbstwertgefühl und Selbstvertrauen
- Gefühle von Schuld und Wertlosigkeit
- Hoffnungslosigkeit
- wiederkehrende Gedanken an den Tod, Suizidgedanken/-handlungen
- Schlafstörungen
- signifikant verminderter oder erhöhter Appetit
- psychomotorische Unruhe oder Verlangsamung
- Antriebsmangel, erhöhte Ermüdbarkeit

Im Falle einer leichten depressiven Episode ist keines der genannten Krankheitsanzeichen stark ausgeprägt. Die Bezeichnung leichte Depression ist jedoch irreführend, da es sich durchaus um eine schwere Erkrankung mit hohem Leidensdruck handelt. Eine mittelschwere depressive Episode umfasst entweder einige stark ausgeprägte oder eine größere Anzahl an Krankheitsanzeichen in geringer Intensität. Viele Betroffene kommen aber zumindest in einigen Bereichen ihres Lebens, zum Beispiel am Arbeitsplatz, noch mit Mühe zurecht. Anders bei einer schweren depressiven Episode. In diesem Fall sind die meisten Krankheitsanzeichen ausgeprägt vorhanden. Die Betroffenen sind dadurch so stark beeinträchtigt, dass ein normales Leben nicht mehr möglich ist. Im Rahmen depressiver Episoden, meist bei schwererer Ausprägung, können Wahnsymptome auftreten, also weit übertriebene Schuldgefühle (Schuldwahn) oder Sorgen bezüglich körperlicher Erkrankungen (hypochondrischer Wahn) oder finanzieller Probleme (Verarmungswahn). Bei dieser Art von wahnhafter Depression (auch psychotische Depression genannt) ist fast immer eine stationäre Behandlung erforderlich.

Diese Kriterien für die Diagnose einer depressiven Episode wirken formalistisch und das Vorgehen schematisch in Anbetracht der Komplexität des menschlichen Erlebens und Verhaltens. In diesen Klassifikationsversuchen drückt sich jedoch das Bemühen aus, zu einer gemeinsamen Sprache und einem gemeinsamen Vorgehen zu finden, damit überall das Gleiche gemeint ist, wenn von einer Depression gesprochen wird.

Was sind die wichtigsten Depressionsdiagnosen?

Am häufigsten ist die in Episoden auftretende depressive Störung und, wenn mehr als eine Episode aufgetreten ist, die rezidivierende depressive Störung.

Die häufigsten Formen der Depression

Wenn wir in diesem Buch von Depression sprechen, meinen wir diese beiden häufigen und typischen Formen der Depression. Es gibt aber auch eine eher chronisch verlaufende, leichter ausgeprägte Depressionsform, die dysthymische Störung genannt wird. Bei der depressiven Störung und der dysthymischen Störung spricht man von einer unipolaren Depression, da es nur eine negative Auslenkung der Stimmung gibt.

Dies sind die häufigsten Depressionsdiagnosen. Sie verlaufen in den oben beschriebenen Episoden (Krankheitsphasen). Eine depressive Episode kann sich über Wochen hinweg langsam einschleichen, manchmal aber auch innerhalb weniger oder sogar nur eines Tages einstellen. Unbehandelt halten depressive Episoden meist mehrere Monate, in schweren Fällen sogar über ein Jahr an und klingen dann oft auch spontan wieder ab. Menschen, die eine depressive Episode erleiden, haben eine Veranlagung zu dieser Erkrankung und deshalb ein hohes Risiko, im Laufe des Lebens weitere depressive Episoden zu erleiden. Kommt es zu mehr als einer depressiven Episode, dann spricht man von einer ›rezidivierenden depressiven Störung‹.

Depressive Episoden können in jedem Alter auftreten. Ab der Pubertät leiden Frauen etwa doppelt so oft wie Männer unter einer unipolaren Depression.

Dysthymische Störung

Einige Menschen leiden an einer leichter ausgeprägten, aber dafür chronischen, also dauerhaft vorhandenen Form der Depression. Diese wird nach ICD-11 dysthymische Störung (von griechisch: Missstimmung, Verstimmtsein) genannt. Die Betroffenen fühlen sich oft jahrelang müde, niedergedrückt, können sich über nichts richtig freuen, leiden unter Ängsten und sind insgesamt sehr pessimistisch. Die Krankheitszeichen ähneln denen einer depressiven Episode, sind aber weniger stark ausgeprägt. Dadurch können die Betroffenen ihre alltäglichen Aufgaben noch weitgehend bewältigen. Die Krankheit beginnt meist im frühen Erwachsenenalter und hält jahrelang an. Insbesondere mit Antidepressiva ist sie jedoch gut behandelbar. Bei Kindern und Jugendlichen kann sich die depressive Stimmung auch als anhaltende Reizbarkeit zeigen.

Die depressive Stimmung wird von weiteren Symptomen begleitet wie beispielsweise

- deutlich vermindertes Interesse oder Vergnügen an Aktivitäten,
- verminderte Konzentration und Aufmerksamkeit oder Unentschlossenheit,
- geringes Selbstwertgefühl oder übermäßige oder unangemessene Schuldgefühle,
- Hoffnungslosigkeit in Bezug auf die Zukunft,
- Schlafstörungen oder vermehrter Schlaf,
- verminderter oder vermehrter Appetit oder geringe Energie oder Müdigkeit.

Bipolare affektive Störung

Während bei der unipolaren Depression nur depressive Episoden auftreten, erleiden manche Patienten nicht nur depressive, sondern auch manische Episoden.

Bei der depressiven und der dysthymen Störung treten ausschließlich depressive Phasen auf, bei der bipolaren affektiven Störung kommt es zu depressiven und manischen Phasen.

Verläufe der verschiedenen Erkrankungsformen

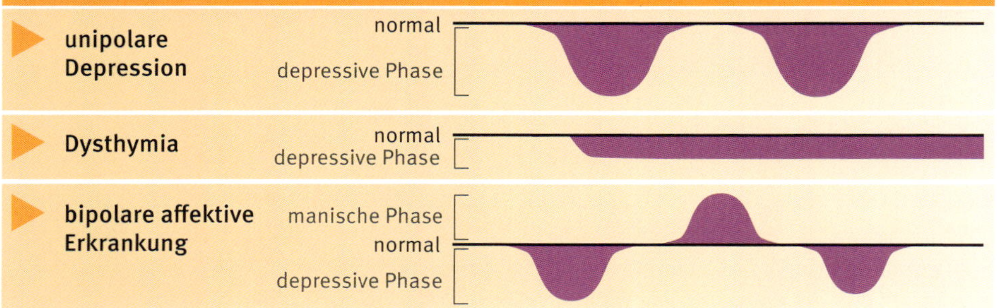

Man spricht dann von einer bipolaren affektiven Störung, weil die Stimmung zwischen den beiden Polen ›bedrückt‹ und ›überschwänglich gehoben‹ schwankt. Die manischen Episoden sind durch einen übersteigerten Rede- und Tatendrang, meist gehobene Stimmung, fehlendes Schlafbedürfnis, Größenideen, vermehrte Geldausgaben und unvernünftige Risikobereitschaft gekennzeichnet. Oft besteht auch Ungeduld und Gereiztheit dem Umfeld gegenüber.

Bipolare affektive Störungen sind deutlich seltener als unipolare Depressionen und treten bei Frauen und Männern gleich häufig auf. Sie gehen mit einem hohen Rückfallrisiko einher: Mehr als 90 Prozent der Menschen, die eine manische Phase erlebt haben, erleiden weitere depressive und manische Episoden.

Saisonal abhängige Depression (Winterdepression)

In den Herbst- und Wintermonaten ist in den Medien verstärkt von der sogenannten Winterdepression die Rede. Gemeint ist damit aber oft eine bei trübem Wetter und dunklen, verregneten Herbsttagen einsetzende gedrücktere, melancholische Stimmung und keine ernsthafte, behandlungsbedürftige Erkrankung.

Im medizinischen Sinne wird unter Winterdepression, genauer der »saisonal abhängigen Depression«, eine Sonderform der depressiven Erkrankung verstanden. Sie tritt mit einer gewissen Regelmäßigkeit ausschließlich zu einer bestimmten Jahreszeit auf, meist in den Herbst- und Wintermonaten. Diese Depressionsform führt nicht zu den bei einer Depression üblichen Ein- und/oder Durchschlafstörungen, sondern zu einer erhöhten Schlafneigung. Die Betroffenen leiden auch nicht unter Gewichtsverlust, sondern unter einer Gewichtszunahme bei verstärktem Appetit.

Insgesamt handelt es sich um eine weniger häufige und meist nicht so schwere Depressionsform. Wichtig ist zu wissen: Die meisten Depressionen im Winter sind keine Winterdepressionen, sondern im Winter vorkommende typische Depressionen. Diese treten das ganze Jahr über häufig und ohne große jahreszeitliche Schwankungen auf.

Die Gründe für das Auftreten einer »Winterdepression« sind nicht eindeutig geklärt. Eine Rolle spielt aber das Sonnenlicht. Dieses ist nicht nur als entscheidender Taktgeber für den Schlaf-wach-Rhythmus und andere Biorhythmen wichtig, sondern beeinflusst über die Netzhaut im Auge auch unabhängig vom Sehen bestimmte Hirnfunktionen. Für die Licht-Hypothese spricht, dass bei dieser speziellen Form der Depression eine sogenannte Lichttherapie (Seite 104) hilfreich sein kann. Bei einer schwereren Winterdepression kann eine zusätzliche medikamentöse Behandlung erforderlich sein.

Nur verstimmt oder schon depressiv?

Unsere Stimmung ist so wechselhaft wie das Wetter. Wir freuen uns, wenn wir Freunde treffen, und fühlen uns niedergeschlagen nach Zurückweisungen, Misserfolgen oder Verlusterlebnissen. Handelt es sich um sehr einschneidende positive oder negative Ereignisse, so kann die damit einhergehende Stimmungsschwankung durchaus ausgeprägt und länger anhaltend sein. Wenn ein Mensch seinen Partner verloren, gesundheitliche Probleme oder Schwierigkeiten am Arbeitsplatz hat, sind eine gedrückte Stimmung, Traurigkeit und Zukunftssorgen eine ganz normale und gesunde Reaktion auf die Herausforderungen des Lebens. Der Betroffene selbst oder auch besorgte Freunde oder Angehörige fragen sich jedoch häufig: »Wie kann ich eine ›normale‹ Verstimmtheit bei schwierigen Lebensumständen von einer be-

Symptome erkennen

Folgende Anzeichen erlauben es dem Fachmann, depressive Erkrankungen von nicht krankhaften Reaktionen auf schwierige Lebensumstände abzugrenzen:

- Im Falle einer Depression ist die Fähigkeit, irgendeine Art von Freude zu empfinden, wie abgeschaltet.
- Eine Depression geht mit dem Gefühl der inneren Versteinerung einher (Fachausdruck: »Gefühl der Gefühllosigkeit«) – auch negative Gefühle wie Trauer können nicht mehr wahrgenommen werden.
- Die Neigung zu übertriebenen Schuldgefühlen und Selbstvorwürfen ist typisch für eine Depression (»Ich bin nur eine Belastung für andere.«).
- Der Erkrankte fühlt sich müde, aber nicht im Sinne von schläfrig, sondern eher im Sinne einer Erschöpfung durch innere Daueranspannung (»Ich fühle mich permanent angespannt wie vor einer wichtigen Prüfung.«). Die Betroffenen können nur schwer einschlafen und durchschlafen.
- Stimmungsschwankungen im Tagesverlauf mit einem Morgentief sowie einer Stimmungsaufhellung gegen Abend weisen eher auf eine depressive Erkrankung hin.
- Frühere depressive Phasen und depressiv erkrankte nahe Angehörige können auf das Vorliegen einer Depressionsveranlagung hinweisen.
- Suizidgedanken oder -absichten weisen auf eine depressive Erkrankung hin.
- Wahnhafte depressive Gedanken sind eindeutig ein Zeichen dafür, dass eine Erkrankung vorliegt.

handlungsbedürftigen Depression unterscheiden?« Da depressive Erkrankungen konsequent behandelt werden müssen, ist das eine sehr wichtige Frage.

Unterschiedliche Krankheitsbilder (›Syndrome‹)

Für die Diagnose einer Depression müssen verschiedene Krankheitsanzeichen über einen Zeitraum von mindestens zwei Wochen vorhanden sein. Die Symptommuster, also das gleichzeitige Auftreten verschiedener Krankheitszeichen, können jedoch sehr unterschiedlich und das Krankheitsbild entsprechend vielgestaltig sein. Typische und häufige Symptommuster werden von den Ärzten und Psychotherapeuten ›Syndrome‹ genannt. Häufig auftretende Syndrome sind:

Gehemmt-depressives Syndrom Die Betroffenen wirken vollständig in ihrem Leid und ihrer Verzweiflung versunken. Jede Tätigkeit und jedes Gespräch empfinden sie als quälend anstrengend. Die Mimik ist wie eingefroren. Alle Handlungen erfolgen wie gegen einen zähen Widerstand. Über ihrem Erleben und Verhalten liegt eine bleierne Schwere.

Larvierte oder maskierte Depression Die larvierte (lateinisch: larva = Maske) oder maskierte Depression kann von Angehörigen, aber auch von Ärzten leicht übersehen werden. Die Betroffenen klagen vorwiegend über körperliche Beschwerden wie etwa Kopf- oder Rückenschmerzen, Herz- oder Atembeschwerden. Die typischen psychischen Symptome wie depressive Stimmung, Hoffnungslosigkeit und Freudlosigkeit, werden dagegen nicht spontan berichtet oder nur als eine Folge der körperlichen Beschwerden gesehen. Fragt der Arzt nicht gezielt nach, bleibt die Erkrankung häufig unerkannt.

Wahnhaft-depressives Syndrom Bei einer schweren Depression können sich die Sorgen, Befürchtungen und sonstigen negativen Gedanken bis hin zu einem Wahn zuspitzen und verfestigen. Ein Wahn liegt dann vor, wenn unverrückbar Überzeugungen vertreten werden, die von den Mitmenschen als völlig überzogen und als nicht mit der Realität übereinstimmend wahrgenommen werden. Die Wahnvorstellungen des depressiven Patienten drehen sich häufig um die Themen Schuld, Sünde, Armut und Krankheit.

- Die Überzeugung, völlig verarmt zu sein und die Familie in den Ruin gestürzt zu haben (»Verarmungswahn«).
- Die Überzeugung, schwerste und nicht wieder gut zu machende Schuld auf sich geladen zu haben (»Schuldwahn«, »Versündigungswahn«). Eine Patientin hatte beispielsweise vor vielen Jahren in einem Kaufhaus einen Lippenstift gestohlen und war überzeugt, dadurch das Recht auf ein glückliches Leben verwirkt zu haben.
- Das sichere Gefühl, an einer tödlichen und unheilbaren Krankheit zu leiden (»hypochondrischer Wahn«).

Selbsttest: Bin ich depressiv?

Der Test kann Ihnen erste Hinweise geben, ob bei Ihnen eine depressive Erkrankung vorliegen könnte.

Die Ergebnisse dieses Selbsttests sind aber keineswegs geeignet, um eine Diagnose zu stellen oder auszuschließen. Vielleicht nehmen Sie den Test als Anregung, um mit Ihrem Arzt über Ihre Beschwerden zu sprechen.

Bitte kreuzen Sie an, welche der Aussagen für die vergangenen zwei Wochen auf Sie am besten zutreffen. Versuchen Sie, über die Antworten nicht nachzudenken, sondern die Fragen möglichst spontan zu beantworten.

Selbsttest Depression, angelehnt an ICD-11 V (F)

	In den vergangenen 2 Wochen hatte ich:	**Ja**	**Nein**
1	gedrückte Stimmung	☐	☐
2	Interesselosigkeit und/oder Freudlosigkeit, auch bei sonst angenehmen Ereignissen	☐	☐
3	Schwunglosigkeit und/oder bleierne Müdigkeit und/oder innere Unruhe	☐	☐
4	fehlendes Selbstvertrauen und/oder fehlendes Selbstwertgefühl	☐	☐
5	verminderte Konzentrationsfähigkeit und/oder starke Grübelneigung und/oder Unsicherheit beim Treffen von Entscheidungen	☐	☐
6	starke Schuldgefühle und/oder vermehrte Selbstkritik	☐	☐
7	negative Zukunftsperspektiven und/oder Hoffnungslosigkeit	☐	☐
8	hartnäckige Schlafstörungen	☐	☐

	In den vergangenen 2 Wochen hatte ich:	Ja	Nein
9	verminderten Appetit	☐	☐
10	Gedanken an Selbsttötung	☐	☐

Auswertung

Wichtig: Wenn Sie in Ihrer Verzweiflung an Selbsttötung denken und deshalb Punkt 10 mit »Ja« angekreuzt haben, dann suchen Sie bitte – unabhängig von Ihrem sonstigen Testergebnis – in jedem Fall ärztliche Hilfe. Am besten wenden Sie sich direkt an einen Psychiater.

Für die Auswertung zählen Sie, wie viele der Aussagen »1 bis 2« und wie viele der Aussagen »3 bis 10« mit »Ja« beantwortet wurden, und suchen dann Ihr Ergebnis in der Liste:

Fragen 1–2		Fragen 3–10
0 Ja	und	0 bis 4 Ja
1 Ja	und	0 bis 2 Ja

Ihre Angaben weisen nicht auf das Vorliegen einer depressiven Erkrankung hin. Falls Sie sich dennoch unwohl und depressiv fühlen sollten, suchen Sie bitte sicherheitshalber trotzdem einen Arzt auf und sprechen Sie mit ihm über Ihre Beschwerden.

Fragen 1–2		Fragen 3–10
0 Ja	und	› 4 Ja
1 Ja	und	› 3 Ja
2 Ja	und	0 bis 2 Ja

Sie leiden möglicherweise unter einer leichteren depressiven Erkrankung. Es ist empfehlenswert, dass Sie mit einem Arzt offen über Ihre Beschwerden sprechen. Bitte teilen Sie ihm neben Ihren körperlichen auch möglicherweise vorhandene psychische Beschwerden mit.

Fragen 1–2		Fragen 3–10
2 Ja	und	› 2 Ja

Ihre Angaben deuten auf das Vorliegen einer depressiven Erkrankung hin. Wir möchten Sie bitten, sich möglichst bald an einen Arzt Ihrer Wahl zu wenden und mit ihm das weitere Vorgehen zu besprechen. Es gibt erprobte medikamentöse und psychotherapeutische Behandlungsmaßnahmen, die Ihnen höchstwahrscheinlich helfen können.

Alles ist grau gefärbt

»*So wie Verliebte alles durch eine rosa Brille sehen, sind die Gläser der Menschen mit Depression grau gefärbt. Die schönen Blumen im Garten habe ich nur als Belastung gesehen, das Unkraut schien mir über den Kopf zu wachsen. Ich hasste sonnige Tage, da ich nicht über das schlechte Wetter jammern konnte. Umweltzerstörung und Hochwassernachrichten nahmen katastrophale Ausmaße an und bedrohten mich, ohne direkten Anlass, persönlich. Die schönsten Landschaften waren mir egal. Keine Freude, keine Lust am Leben, das ich sonst so gerne mag.*«

Ich habe auf einmal Schmerzen

»*Ich bin körperlich sehr gesund und habe eigentlich nie Schmerzen. In der Depression tauchen sie auf, heftig und an verschiedenen Stellen. Ich spüre einen starken Druck im Kopf und in den Ohren. Auf der Brust habe ich ein Engegefühl, als wäre ein eiserner Reifen darum gezogen. In der Magengegend tut es richtig weh, als hätte ich einen Boxschlag hineinbekommen.*«

Die Überzeugung, von anderen bedroht und verfolgt zu werden (»Verfolgungswahn«), ist dagegen eher nicht typisch für eine depressive Erkrankung.

Bei einer wahnhaften Depression, auch psychotische Depression genannt, handelt es sich um eine besonders schwere und durch die hohe Suizidgefährdung lebensbedrohliche Ausprägung der Depression. Deshalb muss hier immer ein Facharzt hinzugezogen und meist eine stationäre Behandlung veranlasst werden.

Agitiert-depressives Syndrom Dieses Syndrom (lateinisch: agitare = handeln) zeichnet sich durch große Unruhe, Angst und verzweifeltes Klagen aus. Die Betroffenen laufen in ihrer Verzweiflung wie getrieben auf der Suche nach Hilfe umher.

Modewort »Burn-out«

Seit geraumer Zeit ist Burn-out ein häufig zitierter und allgegenwärtiger Begriff. Selbsternannte Burn-out-Kliniken springen auf den Zug auf und hoffen auf Kunden mit Privatversicherung, Unternehmen führen betriebsinterne gesundheitsfördernde Maßnahmen zur Burn-out-Prävention ein. Vorteilhaft an dieser Entwicklung ist, dass Betroffene mit Depression und anderen psychischen Störungen unter dem wenig stigmatisierten Begriff Burn-out leichter den Weg in eine professionelle Behandlung finden. Auf der anderen Seite beinhaltet der inflationäre Gebrauch aber auch gravierende Nachteile.

Im Gegensatz zu depressiven Störungen ist Burn-out in ICD-11 keine eigenständige Diagnose. Nach wie vor existieren keine verbindlich festgelegten Diagnosekriterien. In Studien wird Burn-out mit mehr als 160 Krankheitsanzeichen in Verbindung gebracht. Somit werden in den »Diagnosetopf Burn-out« Menschen mit sehr unterschiedlichen Beschwerdebildern geworfen, die von einer einfachen beruflichen Überarbeitung bis zu einer schweren und lebensbedrohlichen Depression reichen.

Viele Betroffene, die aufgrund eines Burn-outs eine längere Auszeit benötigen, leiden an einer depressiven Erkrankung und weisen die oben genannten Krankheitszeichen und Diagnosekriterien einer depressiven Episode auf. Es sollte dann korrekterweise von einer Depression und nicht von Burn-out gesprochen werden. Der Begriff »Burn-out« (»Ausbrennen«) legt die Vermutung nahe, dass die Ursache der Probleme in einer Selbst- oder Fremdüberforderung liegt. Jeder depressiv Erkrankte entwickelt jedoch im Rahmen einer depressiven Episode das Gefühl tiefer Erschöpfung und fühlt sich im Beruf und in allen anderen Lebensbereichen überfordert. Dieses Überforderungsgefühl ist jedoch meist nicht die Ursache, sondern eine Folge der Depression. So gibt es auch keine Hinweise, dass Burn-out in Hochleistungsbereichen häufiger als in weniger fordernden Berufsfeldern auftritt. Die Fehleinschätzung einer Depression als Burn-out kann zu irreführenden Behandlungsempfehlungen führen. Längerer Schlaf und Bettruhe, wie es im Falle eines Burn-outs naheliegend erscheint, verschlechtern bei den meisten Menschen mit Depression die Erkrankung. Das Erschöpfungsgefühl verschwindet nicht, sondern verstärkt sich dann. Schlafentzug ist eine etablierte Behandlung der Depression. Auch von Urlaubsreisen wird depressiv Erkrankten abgeraten, da die Depression dadurch

Depression oder Burn-out?

Burn-out ist eher ein Gefühl als eine klar definierte Erkrankung. Entsprechend liegen für die vielfältigen psychischen Störungen, die alle unter Burn-out zusammengefasst werden, bisher kaum Behandlungen mit Wirksamkeitsbelegen aus methodisch guten Studien vor. Liegen die Diagnosekriterien einer Depression (Kasten »Haupt- und Nebensymptome einer Depression«, Seite 16) vor, dann sollte von Depression und nicht von Burn-out gesprochen werden.

nicht weggeht und diese in fremder Umgebung meist noch schwerer zu ertragen ist. Selbst eine Krankschreibung ist nicht automatisch die beste Lösung. Bei einer schweren Depression ist sie unvermeidlich. Bei einer leichten Depression kann die Einbindung in feste und verlässliche Abläufe am Arbeitsplatz durchaus hilfreich und besser sein als zu Hause grübelnd im Bett zu liegen. In manchen Fällen erlauben es das Betriebsklima und die Arbeitsabläufe, dass Menschen mit einer leichteren Depression mit deutlich reduziertem Arbeitspensum im Arbeitsrhythmus bleiben können.

Hilfe und Therapie

Falls Sie das Gefühl haben, Sie selbst oder eine Ihnen nahestehende Person leiden/leidet unter einer Depression, so holen Sie sich bitte fachmännische Hilfe. Eine Depression ist eine schwere, aber auch gut behandelbare Erkrankung. Nutzen Sie die Therapiemöglichkeiten!

Sind Frauen häufiger depressiv?

Frauen weisen oft eine höhere Bereitschaft als Männer auf, sich Hilfe zu holen und über vorhandene Ängste, Stimmungsschwankungen oder andere negative Empfindungen zu sprechen. Freunden, Familienangehörigen und eben auch Ärzten fällt es somit leichter, eine vorhandene Depression zu erkennen. Das bessere Hilfesuchverhalten erklärt aber noch nicht das für Frauen deutlich erhöhte Erkrankungsrisiko, das sich in allen Kulturen findet. Als biologische Ursache für diese Geschlechtsunterschiede sind Unterschiede in den Geschlechtshormonen zu nennen. So sind Frauen im Laufe ihres Lebens wesentlich stärkeren Hormonschwankungen ausgesetzt als Männer. Diese Hormonschwankungen können die Stimmung beeinflussen und das Depressionsrisiko erhöhen. Viele Frauen leiden kurz vor dem Einsetzen der Regelblutung unter depressiver Stimmung und Gereiztheit (›prämenstruelles Syndrom‹). Hormonumstellungen während und unmittelbar nach einer Geburt erklären ebenfalls, warum in diesen Lebensabschnitten die Gefahr einer depressiven Erkrankung erhöht ist.

Möglicherweise spielt auch eine Rolle, dass Frauen häufiger in ihrer Kindheit Opfer von Traumatisierungen und Missbrauchserfahrungen werden. Solche Erfahrungen erhöhen das Risiko, im späteren Leben depressiv zu erkranken. Auch

Prämenstruelles dysphorisches Syndrom (PMDS)

Viele Frauen leiden vor ihrer Regelblutung unter krankhaften Verstimmungen, die als prämenstruelles dysphorisches (missgestimmtes) Syndrom (PMDS) bezeichnet werden. 28 Prozent der betroffenen Frauen fühlen sich durch PMDS bei ihrer gewohnten Arbeit beeinträchtigt und fünf bis acht Prozent sind deswegen in ärztlicher Behandlung. PMDS sollte nicht mit dem »normalen« prämenstruellen Syndrom (Brustspannungen, Kopfschmerzen, leichte Missstimmung) oder einer als unangenehm empfundenen Regelblutung (Bauchkrämpfe, Rückenschmerzen) verwechselt werden. Vom prämenstruellen dysphorischen Syndrom sprechen Ärzte erst dann, wenn das Alltagsleben der Betroffenen erheblich beeinträchtigt ist. Zentrale Merkmale für das PMDS sind unter anderem eine traurige Verstimmung, Gereiztheit und Angstzustände.

die gesellschaftliche Rolle und Belastung der Frau wird immer wieder als mögliche Ursache diskutiert. Es fehlen allerdings klare Belege, dass beispielsweise eine Doppelbelastung durch Beruf und Kinderbetreuung das Depressionsrisiko erhöhen.

Zudem erkranken Frauen zwar häufiger an einer Depression, aber an einer Depression erkrankte Männer weisen ein deutlich höheres Suizidrisiko auf.

Wenn nach der Geburt eine Depression auftritt

Auch bei der sogenannten postpartalen Depression, die nach einer Geburt auftritt, handelt es sich um eine ernst zu nehmende Erkrankung. Die nachgeburtliche Depression sollte nicht mit dem umgangssprachlich »Baby-Blues« oder »Heultage« genannten Stimmungstief verwechselt werden. Der »Baby-Blues« tritt zwischen dem dritten und fünften Tag nach der Geburt auf und geht ohne weitere Behandlung wieder vorbei. Die postpartale Depression tritt meist in den ersten 30 Tagen nach der Geburt auf. In manchen Fällen können die Krankheitsanzeichen aber auch schon während der Schwangerschaft oder bis zu einem Jahr nach der Entbindung einsetzen.

Symptome Die Krankheitszeichen entsprechen denen einer typischen depressiven Episode. Besonders quälend ist für die betroffenen Frauen das Gefühl, ihr Kind nicht richtig lieben zu können und somit eine schlechte Mutter zu sein. Wie auch bei anderen Depressionen kann es zu Suizidgedanken und -handlungen kommen. Manche der betroffenen Frauen denken in ihrer Verzweiflung sogar intensiv darüber nach, ob sie ihr Kind zur Adoption freigeben sollen. Sobald die depressive Episode behandelt wird und abgeklungen ist, kommen die liebevollen Gefühle und Freude an dem Kind und dem Familienleben zurück.

Behandlung Eine postpartale Depression muss wie jede Depression möglichst frühzeitig und konsequent behandelt werden. Grundsätzlich ist eine Behandlung mit Antidepressiva auch in der Schwangerschaft und der Stillzeit möglich. Da einige Antidepressiva und rückfallverhütende Medikamente in die Muttermilch übergehen können, ist es hier ganz besonders wichtig, das genaue Vorgehen und mögliche Alternativen frühzeitig mit dem behandelnden Arzt zu besprechen (Kapitel »Rückfallverhütung mit Medikamenten«, Seite 76). Darüber hinaus gibt es spezialisierte Mutter-Kind-Kliniken, die eine hilfreiche Anlaufstelle sein können.

Folgen einer Depression im Alter

- Suizidgefährdung
- Rückzug, Bettlägerigkeit
- ungenügende Nahrungs- und Flüssigkeitsaufnahme
- erhöhte Sterblichkeit an körperlichen Begleiterkrankungen

Im Alter werden Depressionen oft verkannt

Obwohl auch alte Menschen häufig an einer Depression erkranken, kann man nicht generell davon ausgehen, dass ältere Menschen öfter schwer depressiv erkrankt sind als jüngere. Einige Untersuchungen kommen hier sogar zu einem gegenteiligen Ergebnis und fanden niedrigere Depressionsraten im hohen Alter.

Bei älteren Menschen mit Depression ist jedoch das Risiko besonders hoch, dass die Krankheit nicht erkannt und nicht konsequent behandelt wird. Eine gedrückte Stimmung, Appetit- und Schlafstörungen, Hoffnungslosigkeit oder Interesselosigkeit werden bei älteren Menschen vom Umfeld oft als eine nachvollziehbare Reaktion auf schwierige Lebensumstände fehlinterpretiert. Ein hohes Alter geht ohne Zweifel mit zahlreichen Verlusterlebnissen einher: dem Verlust der körperlichen und oft auch geistigen Leistungsfähigkeit sowie der sozialen Rolle und Verantwortung, dem Verlust naher Angehöriger oder des Lebenspartners, vielleicht der eigenen Wohnung. Derartige schwierige Lebensumstände können eine gedrückte Stimmung und Sorgen, aber keine depressive Erkrankung erklären.

Darüber hinaus ist die Behandlung älterer Menschen durch verschiedenste Begleiterkrankungen und die Einnahme unterschiedlicher Medikamente oft komplizierter. Anstatt konsequent zu behandeln, wird häufig abgewartet – mit nachteiligen Folgen für den Betroffenen. Es wird schnell gefährlich, wenn sich ein älterer Mensch in sein Bett zurückzieht und nicht mehr ausreichend isst und trinkt. Zudem weisen vor allem ältere und alleinstehende Männer im Vergleich zu jüngeren Menschen ein deutlich erhöhtes Suizidrisiko auf.

Weiter ist zu bedenken, dass durch die Depression der Verlauf und die Behandlung anderer Erkrankungen wie zum Beispiel Herzerkrankungen (Kapitel »Eine Depression beeinträchtigt auch die Herzgesundheit«, Seite 33) oder Diabetes mellitus (Kapitel »Diabetes plus Depression«, Seite 33) nachteilig beeinflusst werden, da Diäten nicht mehr eingehalten werden, körperliche Bewegung ausbleibt und der Körper durch den Stress, den die Depression auslöst, zusätzlich belastet wird.

Als Problem bei der Diagnosestellung erweist sich die Abgrenzung der Depression von Demenzen (Verlust intellektueller Fähigkeiten, vor allem des Gedächtnisses). Der depressionsbedingte Rückzug kann leicht als Ausdruck eines geistigen Abbaus oder als Teil des natürlichen Alterungsprozesses fehlinterpretiert werden.

Grundsätzlich tritt eine Depression meist rascher auf, während sich eine Demenz eher schleichend entwickelt. Zudem lässt die geistige Leistungsfähigkeit eines an Depression erkrankten Menschen nicht konstant nach, sondern kann – auch im Tagesverlauf – stark schwanken.

Eine konsequente Behandlung ist besonders wichtig

Durch die Verschlechterung des körperlichen Zustands sowie das im Alter deutlich erhöhte Suizidrisiko ist eine Depression bei alten Menschen besonders lebensbedrohlich. Aus diesem Grund kommt man um eine konsequente Therapie nicht umhin. Zudem ist eine Depression auch im hohen Alter gut behandelbar.

Bei einer erstmals im höheren Alter auftretenden Depression ist eine besonders sorgfältige körperliche Untersuchung nötig. Durchblutungsstörungen im Gehirn, Schilddrüsenfunktionsstörungen und eine Reihe weiterer Erkrankungen sowie mögliche Nebenwirkungen internistischer Medikamente, die viele ältere Menschen einnehmen, können mit einer Depression verwechselt werden oder diese möglicherweise verursachen.

Wenn Kinder nicht mehr leben wollen

Eine Depression kann auch im Kindesalter auftreten. Besonders gefährdet sind Kinder, deren Eltern oder Geschwister bereits depressiv sind. Vor der Pubertät sind mehr Jungen und nach der Pubertät mehr Mädchen depressiv.

Die Symptome depressiver Kinder hängen vom Alter und Entwicklungsstadium, dem familiären Umfeld und den geistigen Fähigkeiten ab. Grundsätzlich gilt: Je jünger die Kinder sind, umso mehr körperliche Symptome wie Kopf- oder Bauchschmerzen liegen vor. Kinder unter sieben Jahren können ihr Missempfinden nur selten sprachlich ausdrücken. Aus diesem Grund muss hier eher auf Mimik und Gestik sowie Sozialverhalten geachtet werden.

0 bis 3 Jahre Zurzeit ist noch umstritten, in welcher Form es Depressionen bei Säuglingen und im frühen Kleinkindalter gibt. In dieser Altersstufe spricht man dann von einer depressiven Erkrankung, wenn die Kleinen traurig wirken und durch eine ausdrucksarme Mimik sowie erhöhte Reizbarkeit auffallen. Zudem ist die motorische Entwicklung oft verzögert und das Essverhalten schwierig bis gestört (z. B. »Wiederkäuen« bereits verschluckter Speisen). Auch selbststimulierendes Verhalten wie extremes Daumenlutschen oder Kopfwerfen beim Einschlafen wurde häufig beobachtet.

3 bis 6 Jahre Im Vorschulalter sind depressive Kinder meist leicht reizbar und sehr wechsellaunig. Sie können sich über nichts richtig freuen und beschäftigen sich gedanklich übermäßig mit befürchteten Strafen, die auch ihr Spielverhalten beeinflussen. Daneben findet sich aber auch ein sehr aggressives und zerstörerisches Verhalten. Etliche Kinder, die bereits sauber waren, nässen und/oder koten sich wieder ein.

6 bis 13 Jahre Im Schulalter sind die depressiven Kinder dann eher in der Lage, ihre Empfindungen sprachlich mitzuteilen. Sie berichten häufig über Traurigkeit, Suizidgedanken oder die Befürchtung, dass ihre Eltern sie verlassen könnten. In diesem Lebensalter beschreiben sich die Betroffenen oft selbst als dumm und nicht liebenswürdig. Zudem verschlechtern sich die Schulleistungen, und die Konzentrationsfähigkeit und Aufmerksamkeit nehmen ab. Entsprechend bemerken die Lehrer dieser Schüler das depressive Verhalten oft eher als die Eltern.

Ab 13 Jahre Im Jugendalter ähneln die depressiven Symptome dann denen von Erwachsenen. Dabei überwiegen die Verzweiflung und das Gefühl, nichts an der Situation ändern zu können. Häufig kommt es zu Suizidgedanken und -versuchen. Suizid ist die zweithäufigste Todesursache bei Jugendlichen. Manche greifen zudem zu Alkohol oder Drogen, um dem Leiden zu entkommen oder aus selbstzerstörerischen Motiven.

Wie kann ich einem depressiven Kind helfen?

Die Behandlung depressiver Kinder und Jugendlicher sollte durch einen speziell ausgebildeten Kinder- und Jugendpsychiater oder -psychotherapeuten erfolgen. Zu empfehlen sind oft eine eingehende Beratung der Eltern, heilpädagogische Maßnahmen sowie bei Bedarf schulische Hilfen und das Training sozialer Fertigkeiten.

Psychotherapeutische Maßnahmen bei kleinen Kindern sind problematisch, da diese innerpsychischen Vorgänge noch nicht ausreichend reflektieren können und stattdessen verstärkt Lösungen von außen – durch Eltern, Lehrer oder Ärzte – erwarten. Erst im Schulkindalter kann zum Beispiel eine verhaltenstherapeutische Behandlung fruchten. Genau wie in der Erwachsenentherapie werden auch hier negative Einstellungen gegenüber sich selbst, der Umwelt und der Zukunft in konkrete positive Aktivitäten umgelenkt und Fehlwahrnehmungen in angemessenere Sichtweisen umgewandelt (Kapitel »Wirksam: kognitive Verhaltenstherapie«, Seite 82).

Die Wirksamkeitsbelege für Antidepressiva bei Kindern und Jugendlichen sind weniger überzeugend als bei Erwachsenen. Ausreichende Wirksamkeitsbelege liegen jedoch für den selektiven Serotonin-Wiederaufnahme-Hemmer (SSRI, Näheres im Kapitel »Serotonin-Wiederaufnahme-Hemmer«, Seite 66) Fluoxetin vor.

Begleitende Erkrankungen und Suizidalität

Wenn jemand nicht nur depressiv ist, sondern auch eine »handfeste« körperliche Erkrankung hat, besteht die Gefahr, dass die Depression übersehen oder nicht ernst genommen wird.

Eine Depression kann körperliche Beschwerden verursachen oder verstärken. Auch bei psychiatrischen Erkrankungen wie der Depression handelt es sich genau genommen um körperliche Erkrankungen, da sie Ausdruck einer gestörten Hirnfunktion sind.

Körperliche Beschwerden

Zusätzlich beeinflussen sie noch viele andere Körperfunktionen wie Herzschlag, Schwitzen oder Muskeltonus. Deshalb kann eine Depression zahlreiche körperliche Beschwerden verursachen sowie vorhandene körperliche Beschwerden verstärken. Beispielsweise kann die mit einer Depression häufig einhergehende Angst und Anspannung zu Spannungskopfschmerzen führen; Bettlägerigkeit und Bewegungsarmut können Verstopfungen oder Rückenschmerzen auslösen. Diese Beschwerden werden durch die Depression deutlich intensiver und unangenehmer erlebt und von den Betroffenen als Ausdruck ihrer hoffnungslosen Situation interpretiert. Dadurch verstärkt sich die ohnehin vorhandene Verzweiflung und ein Teufelskreis entsteht.

Zusätzliche körperliche Erkrankungen

Tritt eine Depression gleichzeitig mit anderen Erkrankungen auf, so besteht immer die Gefahr, dass die depressive Erkrankung übersehen oder lediglich als Folge der körperlichen Erkrankung aufgefasst und dann nicht konsequent behandelt wird. Da die Depression den Verlauf vieler Erkrankungen wie Diabetes mellitus oder Herzerkrankungen deutlich negativ beeinflusst und die Lebensqualität in besonderer Weise mitbestimmt, muss die Depression immer konsequent behandelt werden. Der negative Einfluss der Depression auf andere Erkrankungen liegt unter anderem in den Auswirkungen der Antriebslosigkeit und Hoffnungslosigkeit. Diese führen dazu, dass Behandlungsmöglichkeiten nicht genutzt und Diäten nicht eingehalten werden oder sportliche Aktivitäten eingestellt werden. Eine Depression wird gerade bei schweren körperlichen Erkrankungen leicht übersehen, da viele Beschwerden wie Antriebslosigkeit, Verdauungsprobleme oder Schlafstörungen sowohl Anzeichen der körperlichen als auch einer depressiven Erkrankung sein können. Im Folgenden wird erklärt, warum manche körperliche Erkrankungen und eine Depression häufig zusammen auftreten (siehe Kasten, Seite 34).

Steigerung von Missempfinden

Durch die Depression schlagen Empfindungen in Missempfindungen um. Die Steigerung des Missempfindens bei einer Depression zeigt sich beispielsweise sehr deutlich bei Patienten mit Ohrgeräuschen (»Tinnitus«) oder Rückenschmerzen. Diese Beschwerden werden außerhalb der depressiven Episoden oft toleriert, während einer depressiven Episode jedoch als unerträglich erlebt. Wird die Depression erfolgreich behandelt, verlieren auch die Ohrgeräusche oder die Rückenschmerzen ihren quälenden Charakter und werden wieder erträglich.

Eine Depression beeinträchtigt auch die Herzgesundheit

Über die Zusammenhänge von Depression und verschiedenen Herzerkrankungen wie Durchblutungsstörungen oder Herzmuskelschwäche liegen zahlreiche Untersuchungen vor. Zum einen vergrößert eine Depression das Risiko einer späteren Herzerkrankung, zum anderen beeinträchtigen depressive Erkrankungen den Heilungsprozess nach einem Herzinfarkt. Aus diesem Grund sollte die Depression mitbehandelt werden.

Diabetes plus Depression

Ein bis zwei Prozent der Bevölkerung haben Diabetes. Damit zählt der Diabetes mellitus – früher auch Zuckerkrankheit genannt – zu den häufigsten chronischen Erkrankungen. Unterschieden wird ein insulinabhängiger Typus (Typ 1) und ein häufig durch Übergewicht ausgelöster Typus (Typ 2). Während Menschen mit bekanntem Typ-1-Diabetes häufiger an einer Depression erkranken, ist andersherum eine bereits vorhandene Depression ein Risikofaktor für das Auftreten eines Typ-2-Diabetes.

Eine Depression kann sich auf verschiedene Weise ungünstig auf die Regulation des Blutzuckerspiegels auswirken. Zum einen fällt es Patienten mit mittlerer und schwerer Depression schwerer, sich an die Ernährungsvorschriften zu halten und ihre »Antidiabetika« regelmäßig einzunehmen. Zum anderen führen Depressionssymptome wie Antriebslosigkeit oder Hoffnungslosigkeit oft zu Verhaltensweisen, die den Blutzuckerspiegel zusätzlich belasten: Die Betroffenen bewegen sich zu wenig oder steigern ihren Alkohol- oder Nikotinkonsum. Auch vor diesem Hintergrund ist eine konsequente Depressionsbehandlung sehr zu empfehlen.

Wenn Krebs depressiv macht

Trotz bemerkenswerter medizinischer Fortschritte stellt die »Diagnose Krebs« nach wie vor eine massive Belastung und existenzielle Bedrohung für die Betroffenen dar. Angst vor drohenden Schmerzen, körperlichen Beeinträchtigungen und Entstellungen, befürchtete Abhängigkeit von Ärzten und der Familie sowie

Wie körperliche Erkrankungen und Depression zusammenhängen können

- Körperliche Erkrankungen können durch die damit verbundenen psychischen Belastungen oder Hirnfunktionsänderungen zu einer Depression führen. Ein Beispiel sind Schilddrüsenunter- und -überfunktionen, die jeweils depressive Symptome verursachen können.
- Eine Depression führt zu Veränderungen nahezu aller Körperfunktionen (Blutdruckerhöhungen, schnellerer Herzschlag, Schlafstörungen, Appetitstörungen, Stressreaktionen etc.) und kann so körperliche Erkrankungen verursachen. Ein Beispiel sind Verstopfungen der Beinvenen (Beinvenenthrombosen) durch die Rückzugsneigung ins Bett und ungenügende Flüssigkeitszufuhr vor allem bei älteren depressiven Patienten.
- Bestimmte Ereignisse oder Verhaltensweisen wie etwa Alkohol- oder Drogenmissbrauch können sowohl die Depression als auch die körperliche Erkrankung verursachen und so erklären, warum beide häufig gemeinsam auftreten.
- Depression und körperliche Erkrankungen können aber auch zufällig zusammen auftreten.

verstärkte Angst vor dem Tod sind verständliche emotionale Reaktionen auf die Diagnose. Trotzdem entwickelt die Mehrzahl der Betroffenen keine eigenständige und behandlungsbedürftige depressive Erkrankung.

Kommt es jedoch zu einer depressiven Erkrankung, so wird diese leicht übersehen und als eine nachvollziehbare Reaktion auf die schwierige Lebenssituation fehlinterpretiert. Hinzu kommt, dass die Betroffenen aufgrund ihrer Krebserkrankung und den Behandlungsfolgen unter zahlreichen körperlichen Beschwerden leiden können, wie beispielsweise Müdigkeit, Antriebsschwäche oder Appetitlosigkeit (Gewichtsabnahme), die auch Kennzeichen einer Depression sein könnten. Dies erschwert die Diagnose der Depression.

Zwar beeinflusst eine zusätzliche depressive Störung Untersuchungen zufolge nicht die Lebenserwartung des Betroffenen – dafür aber die ohnehin schon beeinträchtigte Lebensqualität. Umso wichtiger ist es deshalb, dass eine Depression möglichst frühzeitig erkannt und ärztlich behandelt wird.

Begleitende psychische Erkrankungen

Eine Depression kann auch zusammen mit anderen psychischen Erkrankungen auftreten. Besonders häufig ist die Komorbidität – also das gleichzeitige Bestehen zweier oder mehrerer Erkrankungen – von Depression und Angst- bzw. Panikstörungen.

Angsterkrankungen

Angsterkrankungen zählen neben Depressionen zu den häufigsten psychischen Störungen. Zu den Angsterkrankungen gehören zum Beispiel

- die Panikstörung (plötzlich und wiederkehrend auftretende Todesangst),
- die Phobien – starke und an der Gefährlichkeit gemessen unbegründete Furcht vor bestimmten Dingen (z. B. Spinnen),
- die Agoraphobie – Ängste vor bestimmten Situationen (z. B. U-Bahnfahren, Aufenthalt auf offenen Plätzen oder in Menschenmengen)
- die generalisierten Angststörungen (allgemein und dauerhaft vorhandene Ängste und Sorgen).

Untersuchungen zufolge treten derartige Angsterkrankungen und depressive Erkrankungen überdurchschnittlich häufig zusammen auf, und nicht immer ist die diagnostische Abgrenzung einfach. So leiden depressive Patienten häufig bereits im Rahmen der depressiven Episode unter Angstsymptomen wie allgemeine Ängstlichkeit, Besorgtheit oder innerer Unruhe – ohne deshalb zusätzlich eine Angsterkrankung aufzuweisen. Eine depressiv Erkrankte mit zusätzlichen Ängsten beschreibt ihren Zustand so: »Ich kann gar nicht sagen, wovor ich Angst habe. Alles macht mir Angst: das Aufstehen, das Frühstücken, der ganze lange Tag, die Zukunft. Die Angst ist immer da. Am liebsten möchte ich die Bettdecke über mich ziehen und mich verkriechen.« Klingt die Depression ab, so verschwinden in diesem Fall auch die Ängste. Anders jedoch, wenn es sich um eine von der Depression unabhängige Angststörung handelt, die dann oft bereits vor dem Auftreten der Depression bestand und nach Abklingen der depressiven Episode weiter bestehen kann.

Dunkler Begleiter: Suizidalität

Nahezu alle Patienten mit einer schweren Depression kennen Suizidgedanken und -impulse (Suizid = lateinisch Selbsttötung). Die Suizidalität ist Teil des Krankheitsbildes und macht die Depression oft zu einer lebensbedrohlichen Krankheit. Bedingt durch das große Leiden und das Gefühl der Hoffnungslosigkeit sehen Erkrankte im Suizid den einzigen Ausweg aus der als unerträglich erlebten Situation. Manche beginnen in ihrer Verzweiflung Suizidpläne zu machen, andere berichten, erschrocken vor sich selbst, dass sich ihnen derartige suizidale Gedanken förmlich aufdrängen.

Kann Lithium Suizide verhindern?

Lange Zeit ist diskutiert worden, ob das oft zur Rückfallverhütung depressiver und manischer Phasen eingesetzte Lithium auch die Suizidalität reduzieren kann. Inzwischen gibt es recht überzeugende Belege dafür, dass mit Lithium behandelte Patienten deutlich weniger suizidale Handlungen begehen als Vergleichsgruppen.

In Deutschland gibt es jährlich rund 9000 Suizide. Zahlreiche Studien haben gezeigt, dass über 90 Prozent der Suizide im Rahmen psychiatrischer Erkrankungen und am häufigsten im Rahmen einer schweren Depression erfolgen. Zusätzlich zu den 9000 Suiziden gibt es schätzungsweise zwanzigmal so viele Suizidversuche. Das höchste Suizidrisiko tragen mit großem Abstand ältere Männer, dagegen ist das Risiko eines Suizidversuchs am höchsten bei jungen Frauen. Ein Großteil dieser suizidalen Handlungen könnte durch eine konsequentere Behandlung verhindert werden. Mit einer erfolgreichen Depressionsbehandlung verschwindet auch immer die Suizidalität. Der Rückgang der Suizidzahlen von 18 000 zu Beginn der 1980er-Jahre auf jetzt 9000 dürfte eine Folge der besseren Versorgung der Menschen mit Depression und anderen psychischen Erkrankungen sein.

Falls Sie von derartigen Suizidgedanken oder gar -impulsen gequält werden, so sprechen Sie bitte offen mit Ihrem Arzt oder Ihrem nächsten Angehörigen darüber und lassen Sie sich helfen. Sie sollten dann gemeinsam mit Ihrem Arzt und Ihren Angehörigen überlegen, wie Sie eine aus der Verzweiflung resultierende Kurzschlusshandlung verhindern können. Sobald die Depression unter der Behandlung abgeklungen ist, werden Sie das Leben wieder genießen und wieder den Mut und die Kraft haben, die bestehenden Probleme zu bewältigen. Und Ihre Lebensfreude wird zurückkehren. Sie werden dann kaum mehr nachvollziehen können, warum Sie im Bann der Erkrankung von Suizidgedanken beherrscht wurden. Suizid ist etwas Endgültiges, Depression aber etwas Vorübergehendes!

Regionale Bündnisse gegen Depression und Suizidalität

Unter dem Dach der Stiftung Deutsche Depressionshilfe und mit Unterstützung des Schirmherrn Harald Schmidt sind in Deutschland inzwischen mehr als 85 regionale Bündnisse gegen Depression gegründet worden. Ziel dieser in der Gemeinde verankerten Bündnisse ist es, die Versorgung von depressiv Erkrankten zu verbessern und suizidale Handlungen zu verhindern. Erreicht wird das durch Aktivitäten auf vier Ebenen: Schulung und Kooperation von Hausärzten, eine professionelle Aufklärungskampagne, Schulung von Multiplikatoren wie Lehrern, Pfarrern, Journalisten, Altenpflegekräften und Polizisten sowie durch Unterstützung der Betroffenen und ihrer Angehörigen durch Informationen und das digitale Selbstmanagement-Programm iFightDepression. Dieses Vier-Ebenen-Interventionskonzept ist inzwischen von zahlreichen Regionen in 19 verschiedenen Ländern übernommen und als »Best-Practice-Beispiel« ausgezeichnet worden (»Empfehlungen der Autoren«, Seite 133).

Krisenhinweis

Wenn Sie sich in einer akuten Krise befinden, wenden Sie sich bitte umgehend an Ihren behandelnden Arzt oder Psychotherapeuten, die nächste psychiatrische Klinik, den Notarzt oder die Telefonseelsorge (Kontaktdaten siehe »Empfehlungen der Autoren«, Seite 133).

Ihr Notfallplan für eine Krisensituation

Überlegen Sie konkret, wen Sie in einer verzweifelten Situation kontaktieren können. Gibt es einen nahen Angehörigen oder guten Freund, der Ihnen in kritischen Phasen beisteht?

Bitte besprechen Sie mit Ihrem Arzt oder Ihren Angehörigen, wie in solchen Phasen sichergestellt werden kann, dass Sie nicht allein sind.

Legen Sie sich die entsprechenden Telefonnummern für einen eventuellen Notfall bereit. Darüber hinaus stehen rund um die Uhr – auch nachts – Krisentelefone zur Verfügung. Ein Beispiel ist die Telefonseelsorge (Kontaktdaten siehe Kasten rechts). Unter der kostenfreien Nummer oder per Mail und Chat beraten hier 24 Stunden am Tag krisengeschulte Menschen.

Wie können Angehörige helfen?

Sind Sie als Angehöriger in Sorge, dass jemand Suizidabsichten haben könnte, so ist das eine für alle sehr belastende Situation. Versuchen Sie sich ein Bild zu machen, wie gefährdet der Erkrankte ist. Ist die Situation bedrohlich, dann sollten Sie ihn nicht allein lassen und nicht zögern, professionelle Hilfe zu holen – beispielsweise den Notarzt anzurufen oder bei ganz akuter Gefahr auch die Polizei. Besteht nach Ihrer Einschätzung keine akute Gefährdung, aber eine Behandlungsbedürftigkeit, dann sollten Sie mit Zustimmung des Erkrankten eventuell seinen behandelnden Arzt kontaktieren oder dem Betroffenen dabei helfen, einen Termin bei einem Facharzt oder Psychotherapeuten zu vereinbaren und ihn eventuell dorthin begleiten.

Klinikaufenthalt

Bei sehr stark ausgeprägter Suizidalität ist eine stationäre Behandlung erforderlich. Nur so kann möglichst rasch und konsequent geholfen werden und eine tragische suizidale Handlung vermieden werden. Gerade schwer depressive Menschen stecken in einer derart tiefen Hoffnungslosigkeit, dass sie einer stationären

Wichtige Telefonnummern auf einen Blick

In einer Krisensituation rufe ich an bei:

....

....

Meinen Hausarzt erreiche ich unter:

....

....

Die nächstgelegene psychiatrische Notfallambulanz ist:

....

....

Notarzt: 112

Telefonseelsorge:
0800/1110111 oder 0800/1110222

Behandlung manchmal ablehnend gegenüberstehen und darin keinen Ausweg sehen. Trotzdem kann diese sinnvoll und lebensrettend sein. Auch bei sehr schwerer und wahnhafter Depression ist eine stationäre Behandlung nötig, ebenso kann dies bei erschwerenden Bedingungen wie schweren Begleiterkrankungen, problematischen Begleitmedikationen oder schweren Suizidversuchen in der Vorgeschichte nötig sein.

In dem qualvollen Zustand einer Depression mit Suizidalität ist manchmal auch eine Überbrückung der Krisensituation mit Beruhigungsmitteln sinnvoll. Hierdurch können die Verzweiflung und die Angst etwas reduziert und der unerträgliche Druck verringert werden.

Warum habe ich eine Depression?

Grübeln Sie über die Ursachen Ihrer Depression oder geben Sie sich selbst die Schuld daran? Dann wäre das verständlich, weil Grübelneigung und Schuldgefühle Depressionssymptome sind.

Bitte bedenken Sie, dass die Depression eine Erkrankung ist, die – genau wie andere Krankheiten auch – nichts mit eigenem Verschulden zu tun hat. Entscheidend ist vielmehr, ob bei Ihnen eine Veranlagung vorliegt oder nicht.

Körper und Seele sind beteiligt

Wie bei einer Medaille mit zwei Seiten kann man bei jedem depressiv erkrankten Menschen zwei Seiten betrachten.

Zum einen können ganz allgemein das Verhalten und die psychosoziale Situation betrachtet werden, das heißt die Äußerungen, Erfahrungen, der Umgang mit den Mitmenschen, die gesamte Lebenssituation und Biografie. Oft finden sich hier Faktoren wie Traumatisierung oder Missbrauchserlebnisse in frühen Lebensphasen, die das Risiko, später zu erkranken, erhöhen. Weiter finden sich oft aktuelle Verlusterlebnisse, Überlastungssituationen, aber auch positive Lebensveränderungen (wie beispielsweise ein längerer Urlaub oder eine bestandene Prüfung), die als Auslöser der depressiven Episode wirken können. Durch eine Psychotherapie kann auf dieser Ebene behandelt werden.

Immer gibt es aber auch die zweite Seite der Medaille, das ist die physiologische Ebene, das heißt Veränderungen im Körper und insbesondere neurobiologische Veränderungen im Gehirn. Hierzu zählen genetisch bedingte Faktoren, die das Ri-

Die *psychosoziale* und *körperliche* Seite der Depression: zwei Seiten der gleichen Medaille		
	psychosoziale Aspekte	neurobiologische Aspekte
erhöhte Empfindlichkeit durch	z. B. • frühere traumatische Erlebnisse • chronische Überlastung • Persönlichkeit	z. B. • genetische Faktoren (Vererbung)
Auslöser	z. B. • Stress • Verlusterlebnisse	z. B. • Überaktivität der Stresshormonachse
depressiver Zustand	z. B. • Hoffnungslosigkeit • Freudlosigkeit	z. B. • Ungleichgewicht der Botenstoffe in bestimmten Hirnregionen
Therapie	• Psychotherapie	• Pharmakotherapie

Depression

Genauso wie oft körperliche plus psychosoziale Aspekte in die Depression hineinführen, helfen häufig Medikamente plus Psychotherapie wieder hinaus.

siko zu erkranken beeinflussen, und aktuelle Veränderungen in den Stresshormonen oder Ungleichgewichte in anderen Botenstoffen im Gehirn, die mit der Depression einhergehen. Durch Medikamente kann direkt auf diese neurobiologischen Funktionsstörungen eingewirkt werden.

Diese beiden Erklärungsebenen – die psychosoziale und die physiologische – konkurrieren nicht miteinander. Eine Depression ist nicht entweder psychologisch oder neurobiologisch bedingt, sondern es handelt sich hier um komplementäre (sich ergänzende) Sichtweisen – wie die zwei Seiten einer Medaille. Auf den folgenden Seiten werden zunächst neurobiologische und dann einige psychologische Erklärungsansätze der Depression skizziert.

Was passiert im Gehirn?

Ob Gehen, Laufen oder Sprechen – jedes Verhalten wird durch die Aktivität der Neurone im Gehirn gesteuert. Auch Wahrnehmung, Gefühle und Denken hängen von der Funktion unserer Nervenzellen im Gehirn ab. Sobald wir die Aktivität dieser Nervenzellen direkt beeinflussen, zum Beispiel durch den Genuss von Alkohol, verändert sich auch unser Verhalten und Erleben. Durch winzige Mengen von Drogen kann kurzfristig ein intensives Glücksgefühl ausgelöst werden. Auch durch das Hören einer anregenden Melodie, beim Betrachten bestimmter Farben oder einer schönen Landschaft ändern sich unsere Hirnfunktion und unsere Stimmung.

Die rund 100 Milliarden Nervenzellen des Gehirns leiten ihre Aktivität wie elektrische Kabel bis in alle Verzweigungen ihrer Nervenenden durch elektrische Impulse fort. Zwischen den Nervenzellen besteht jedoch keine direkte Verbindung. Um die Impulse zur nächsten Nervenzelle weiterleiten zu können, müssen die Nervenzellen deshalb sogenannte Botenstoffe herstellen. Diese Botenstoffe werden an knopfartigen Ausstülpungen der Nervenfasern (»Synapsen«) in den Zwischenraum zwischen den Nervenzellen (»synaptischer Spalt«) ausgeschüttet. Die freigesetzten Botenstoffe gelangen zur angrenzenden Nervenzelle, wo sie sich an bestimmten Kontaktstellen (»Rezeptoren«) anlagern und über unterschiedlichste Wege ihre Wirkung, beispielsweise eine Aktivierung der nachfolgenden Nervenzelle, entfalten.

Es gibt zahlreiche Botenstoffe im Gehirn, die einen modulierenden Einfluss auf die Gesamtfunktion des Gehirns ausüben. Eines davon ist das Serotonin-System, das in Verbindung mit Depression immer wieder diskutiert wird. Das Serotonin-System ist eines der ältesten Systeme im Nervensystem. Hier wirkt eine relativ kleine Zahl von Nervenzellen regulierend auf eine Vielzahl von Hirnfunktionen. Denn die Serotonin produzierenden Zellen (serotonerge Nervenzellen) schicken – wie die Äste eines Baumes – lange Zellausläufer in viele Bereiche des Gehirns. Man nimmt an, dass eine Funktionsstörung des Serotonin-Systems einen Zusammenhang mit Depression und Angststörungen aufweist. Diese Vermutung ist naheliegend, da viele Antidepressiva die Wirkung dieses Botenstoffes modifizieren. Das System ist jedoch sehr kompliziert, da es viele Rückkopplungsschleifen und eine Vielzahl verschiedener Serotonin-Rezeptoren gibt. Zudem beeinflussen zahlreiche andere Botenstoffe das Serotonin-System. Die Vorstellung, bei Depression würde so etwas wie ein Serotoninmangel vorliegen, ist deshalb eine irreführende Vereinfachung. Ein Serotoninmangel im Gehirn lässt sich auch nicht messen, schon gar nicht durch Blutuntersuchungen, wie es unseriöse Anbieter manchmal behaupten.

Wie der Botenstoff Serotonin im Gehirn ausgeschüttet wird, soll die folgende Abbildung (Seite 43) verdeutlichen. Hier ist schematisch eine sogenannte Synapse zu sehen, also die Verbindungsstelle zweier Nervenzellen. Nervenzellen leiten Impulse weiter wie Stromkabel. Nur beim Übergang des Impulses von einer Zelle zur anderen wird ein Botenstoff – in diesem Falle Serotonin – zwischengeschaltet, der das Signal weiterträgt.

Schemazeichnung einer sogenannten **Synapse**, also der Verbindungsstelle zweier Nervenzellen.

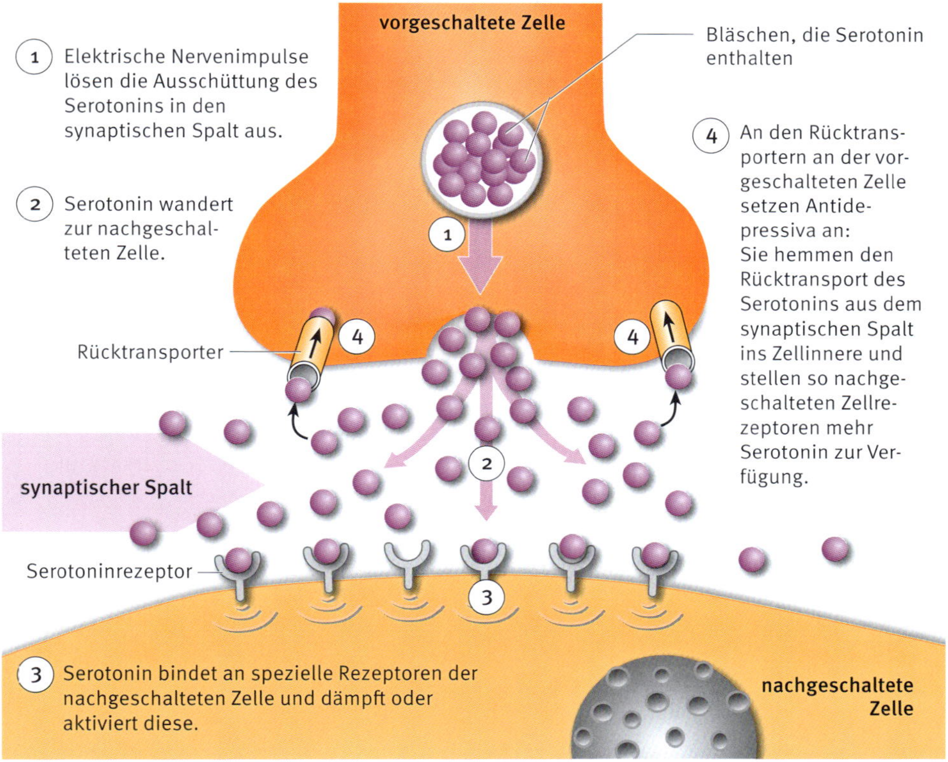

Im synaptischen Spalt werden Botenstoffe wie Serotonin aus der vorgeschalteten Zelle freigesetzt. Antidepressiva hemmen sogenannte Rücktransporter und verstärken so die Serotoninwirkung.

Elektrischer Nervenimpuls (1) Ein elektrischer Nervenimpuls einer serotonergen Nervenzelle kommt an einer der zahlreichen Verbindungsstellen zu anderen Nervenzellen an. Dadurch wird der in kleinen Bläschen gelagerte Botenstoff Serotonin in den synaptischen Spalt ausgeschüttet.

Ausschüttung in den Spalt (2) Das Serotonin wandert zu der nachgeschalteten Zelle und dockt an die dafür vorgesehenen Bindungsstellen (die sogenannten Serotoninrezeptoren) an und beeinflusst die Zelle, beispielsweise, indem sie diese aktiviert.

Bindung an Rezeptoren (3) Die durch Serotonin aktivierten Rezeptoren schicken nun ihrerseits ein Regulationssignal an ihre Zelle. Dabei wird die Zelle entweder direkt dazu veranlasst, einen elektrischen Impuls weiterzuleiten, oder sie wird lediglich in ihrer Aktivität moduliert.

Serotonerge Nervenzellen dienen nicht der exakten Impulsweiterleitung, sondern sie modulieren vielmehr die Hirnfunktionen. Dabei haben einige Serotoninrezeptor-Typen eher eine hemmende und andere eher eine aktivierende Wirkung. Je nachdem welcher Serotoninrezeptor-Typ auf der nachgeschalteten Zelle sitzt, wird diese also durch den Botenstoff Serotonin in ihrer Aktivität eher gedämpft oder gefördert. Diese Regulationssignale veranlassen die Zelle beispielsweise dazu, bestimmte Zellbausteine zu produzieren.

Wiederaufnahme (4) Rücktransporter pumpen das Serotonin aus dem synaptischen Spalt zurück ins Zellinnere der vorgeschalteten Zelle und begrenzen so die Wirkungszeit und die Wirkstärke des ausgetretenen Botenstoffs. Hier greifen Antidepressiva – wie die SSRI (selektive Serotonin-Wiederaufnahme-Hemmer) – ein, denn sie blockieren diesen Rücktransporter und verhindern damit, dass der Botenstoff zu schnell aus dem synaptischen Spalt entfernt wird. So steht mehr Serotonin an den Rezeptoren zur Verfügung, und die Serotoninwirkung wird verstärkt.

In Wirklichkeit ist alles jedoch viel komplizierter. Unser Gehirn ist ein ebenso faszinierendes wie äußerst komplexes Organ und alle zurzeit diskutierten Erklärungsansätze für die neurobiologischen Ursachen der Depression und den Wirkmechanismus der Antidepressiva sind bisher nicht überzeugend. Es gibt aber Grund zu der Annahme, dass sich dies in Zukunft ändern wird und wir damit auch Wege einer gezielteren Behandlung finden. Schon die Tatsache, dass allein ein Schlafentzug (Näheres im Kapitel »Therapeutischer Schlafentzug«, Seite 98) bei etwa 60 Prozent der Betroffenen zu einem schlagartigen (wenn auch nur vorübergehenden) Abklingen der Depression führt, weist auf das Vorliegen umschriebener Krankheitsmechanismen hin und stimmt optimistisch, dass diese aufgeklärt werden. Auch das bei der bipolaren affektiven Störung beobachtbare Umkippen von einer Depression in eine Manie und umgekehrt innerhalb weniger Stunden weist in diese Richtung.

Kann Depression vererbt werden?

Gut belegt ist, dass bei der Entstehung einer Depression eine entsprechende genetische Veranlagung eine große Rolle spielt. Das heißt, Menschen, bei denen nahe Angehörige (wie Mutter, Vater oder Geschwister) erkrankt sind, haben ein höheres Risiko, selbst depressiv zu erkranken. Aber was bedeutet diese genetische Veranlagung konkret?

Unsere genetische Ausstattung beeinflusst unsere Körpergröße, Augenfarbe, Persönlichkeit, die Lebenserwartung und auch, ob wir leicht Grippe oder Gefäßkrankheiten bekommen. Daher ist es nicht verwunderlich, dass auch bei Depressionen genetische Faktoren eine Rolle spielen. Sie beeinflussen unter anderem die Veranlagung (»Vulnerabilität«), unter bestimmten Bedingungen an einer Depression zu erkranken.

Es wäre jedoch denkbar, dass dieser Effekt nicht durch die Gene, sondern durch Umweltfaktoren, wie z. B. die Atmosphäre innerhalb der Familie oder eine schwierige finanzielle Situation, bedingt ist. Hier helfen Zwillingsuntersuchungen weiter. Eineiige Zwillinge besitzen die gleichen Gene, während bei zweieiigen Zwillingen die genetische Ähnlichkeit wie bei normalen Geschwistern ist. Anhand von Zwillingsuntersuchungen konnte gezeigt werden, dass bei Erkrankung eines eineiigen Zwillings der andere deutlich häufiger erkrankt als es bei zweieiigen Zwillingen der Fall ist. Bei zweieiigen Zwillingen ist das Erkrankungsrisiko ebenfalls etwas erhöht, wie auch bei anderen Menschen mit einem erkrankten Bruder oder einer erkrankten Schwester, bei Weitem jedoch nicht so deutlich wie bei eineiigen Zwillingen. Hat einer der Zwillinge eine Depression, so ist bei zweieiigen Zwillingen in 18 bis 20 Prozent der Fälle, bei eineiigen Zwillingen dagegen in 35 bis 42 Prozent der Fälle der andere ebenfalls betroffen.

Noch deutlicher ist der Unterschied zwischen eineiigen und zweieiigen Zwillingen bei der bipolaren affektiven Störung. Bei dieser Erkrankung wechseln sich depressive Phasen mit manischen Phasen ab. Hier sind bei zweieiigen Zwillingen in 5 bis 8 Prozent der Fälle beide Geschwister erkrankt, bei eineiigen Zwillingen dagegen in 50 bis 61 Prozent.

Sowohl bei den ein- als auch zweieiigen Zwillingen kann man davon ausgehen, dass die Umweltfaktoren (z. B. häusliche Umgebung, Familienatmosphäre) ziemlich ähnlich sind, sodass das höhere Erkrankungsrisiko der eineiigen Zwillinge mit einiger Wahrscheinlichkeit auf genetische Faktoren zurückzuführen ist.

Im Rahmen sogenannter Adoptionsstudien wird untersucht, ob Kinder depressiv erkrankter Eltern auch dann ein erhöhtes Erkrankungsrisiko tragen, wenn sie bereits sehr früh durch Adoption in eine andere Familie kommen. Außerdem wird das Depressionsrisiko für die Kinder ermittelt, wenn die Adoptiveltern an einer Depression erkrankt sind. Es liegen hierzu nur wenige Studien vor. Diese sprechen jedoch eher dafür, dass das Erkrankungsrisiko adoptierter Kinder in erster Linie von der Depressionsbelastung der biologischen und nicht der Adoptiveltern abhängt.

Insgesamt besteht kein Zweifel daran, dass die Depression auch von genetischen Faktoren abhängt. Gleichzeitig zeigt die Tatsache, dass bei eineiigen Zwillingen trotz identischer genetischer Ausstattung in 58 bis 65 Prozent der Fälle nur einer der beiden an einer unipolaren Depression erkrankt, dass die Genetik natürlich nicht der einzig entscheidende Faktor ist.

Welche Rolle spielt die Veranlagung?

Die Gene legen die Bereitschaft eines Menschen fest, unter bestimmten Bedingungen depressiv zu werden. Personen mit erkrankten Angehörigen haben ein erhöhtes Risiko, selbst zu erkranken.

Ein einzelnes »Depressionsgen« gibt es nicht

Einige Erkrankungen sind durch die Veränderung eines einzelnen Gens bedingt. Für die Depression kann das ausgeschlossen werden. Gäbe es ein einzelnes »Depressionsgen«, so wäre dieses längst entdeckt worden. Es ist davon auszugehen, dass viele Hunderte verschiedene genetischer Varianten in ein ungünstiges Verhältnis geraten müssen, damit ein Mensch eine Depressionsveranlagung aufweist. Zahlreiche Wechselwirkungen zwischen Genen und Umwelt machen die Situation zudem noch unübersichtlicher.

Macht Stress depressiv?

Die Vorstellung, dass Stress zu Depression führt, ist weit verbreitet und wird in den Medien immer wieder ausführlich diskutiert. Oft entsteht dabei der Eindruck, dass eine stressige Lebensweise die Hauptursache für eine Depression ist. Dieser Zusammenhang ist aber viel weniger gut belegt als angenommen und wird vermutlich oft überschätzt. Depressionen sind in Bereichen mit hohem Leistungsdruck nicht häufiger als in anderen. Es gibt auch viele depressive Episoden, denen kein Stress vorausgegangen ist. Da die Depression selbst einen äußerst stresshaften Zustand darstellt und immer mit dem Gefühl der Überforderung und tiefer Erschöpfung einhergeht, werden berufstätige Menschen dazu neigen, die Arbeit als Ursache anzusehen, obwohl diese vielleicht gar keine wichtige Rolle spielt. Bei der Suche nach äußeren Ursachen ist deshalb Vorsicht angezeigt, damit nicht falsche Konsequenzen gezogen werden, z. B. ein Arbeitswechsel angestrebt wird, ohne dass die Arbeitssituation wirklich eine ursächliche Rolle spielt. Richtig ist aber, dass Stress – im Sinne von übermäßigen Belastungen am Arbeitsplatz oder auch im Privatleben – bei manchen Patienten mit einer entsprechenden Veranlagung zur Depression als Auslöser einer depressiven Episode wirken können.

Auslöser: kritische Lebensereignisse

Wie sieht nun die psychologische Sichtweise der Depressionsentstehung aus? Vertraute Situationen und Anforderungen, wie zum Beispiel einen festgelegten Tagesablauf, meistern wir quasi automatisch. Ändern sich jedoch unsere gewohnten und lieb gewonnenen Abläufe schlagartig (beispielsweise durch den Verlust des Arbeitsplatzes oder auch durch die Versetzung in eine andere Abteilung), so reagieren wir je nach Situation neugierig, verunsichert, misstrauisch oder ängstlich.

In der Psychologie werden solche einschneidenden Erlebnisse »kritische Lebensereignisse« genannt. Ein charakteristisches Merkmal kritischer Lebensereignisse besteht darin, dass bislang erfolgreich eingesetzte Bewältigungsmechanismen plötzlich nicht mehr funktionieren. Es müssen neue erarbeitet werden. Gelingt das, so kann sich die betroffene Person dadurch weiterentwickeln. Gelingt es nicht, so kann es zu einem anhaltenden Gefühl der Hilflosigkeit und somit zu einem dauerhaften Stresszustand kommen.

Kritische Lebensereignisse gibt es in jedem Leben

In jedem Leben kommen kritische Lebensereignisse vor. Neben Risiken enthalten sie oftmals auch die Chance zur Weiterentwicklung. Beispiele für solche Ereignisse sind:

- Schulwechsel
- Einstieg ins Berufsleben
- Auszug aus dem Elternhaus
- Pensionierung

Andere kritische Lebensereignisse sind nicht an eine bestimmte Lebensphase gekoppelt – aber statistisch gesehen mehr oder weniger wahrscheinlich. Zum Beispiel:

- Verlust- und Trennungserlebnisse (z. B. durch Tod oder Scheidung)
- Arbeitslosigkeit
- schwere und/oder chronische Erkrankungen
- traumatische Erlebnisse (z. B. Unfälle)

Zudem tritt eine Depression häufig auch ohne vorausgehende kritische Lebensereignisse auf. Die Bedeutung derartiger Lebensereignisse als Ursache der Depression wird von Laien, aber auch von unerfahrenen Ärzten leicht überschätzt. Das liegt unter anderem daran, dass die Depression alles Negative vergrößert und ins Zentrum rückt. Probleme, Sorgen oder negative Ereignisse, die bei jedem Menschen vorkommen, werden dann als unbewältigbar, unerträglich und als Hauptursache der Depression fehlinterpretiert. Dies kann zu falschen Lebensentscheidungen führen.

Werden die Anforderungen am Arbeitsplatz in der Depression als Überforderung erlebt und als Ursache für die Erkrankung angesehen, führt das möglicherweise zu einem Arbeitsplatz- oder sogar Berufswechsel. War der Job aber gar nicht die Ursache und kehrt die De-

Kritische Lebensereignisse können bei Menschen mit einer entsprechenden Veranlagung als Auslöser einer Depression fungieren. Sie können für sich genommen, die Erkrankung jedoch nicht erklären, da die meisten Menschen diese Ereignisse bewältigen, ohne depressiv zu erkranken.

pression trotzdem zurück, ist oft nicht viel gewonnen und der Betroffene bereut seine Entscheidung.

Die Vorstellung, dass beispielsweise ein Konflikt mit dem Partner oder eine Überforderungssituation die Depression verursacht haben, erklärt auch die ablehnende Haltung gegenüber Antidepressiva. Naheliegend wäre es dann ja, diese Probleme zu lösen und nicht Psychopharmaka einzunehmen. Oft vergehen Jahre, bis die Betroffenen lernen, dass eine Depression eine ziemlich eigenständige Erkrankung und mehr als eine Reaktion auf schwierige Lebensumstände ist.

Massive Verlusterlebnisse waren der Auslöser

» *Meine erste Depression kann ich erst im Nachhinein als solche einstufen. Ich wusste wenig über die Krankheit, es ging mir nur miserabel. Heute würde ich sagen, massive Verlusterlebnisse waren der Auslöser. Da war die für mich sehr schmerzhafte Trennung von meinem Mann. Ich zog von dem bisherigen gemeinsamen Wohnort in die Nähe meiner Arbeitsstelle. Ich hatte viele Jahre ein sehr freundschaftliches, gutes Verhältnis zu meinem Arbeitgeber und seiner Familie. Zwei Monate nach meinem Umzug verstarb plötzlich mein Chef und einen Monat darauf sein kleiner Sohn. Nach vier Monaten wurde die Firma geschlossen, und ich war erstmals in meinem Leben arbeitslos, was für mich neben der finanziellen Einbuße einen Makel bedeutete.«* «

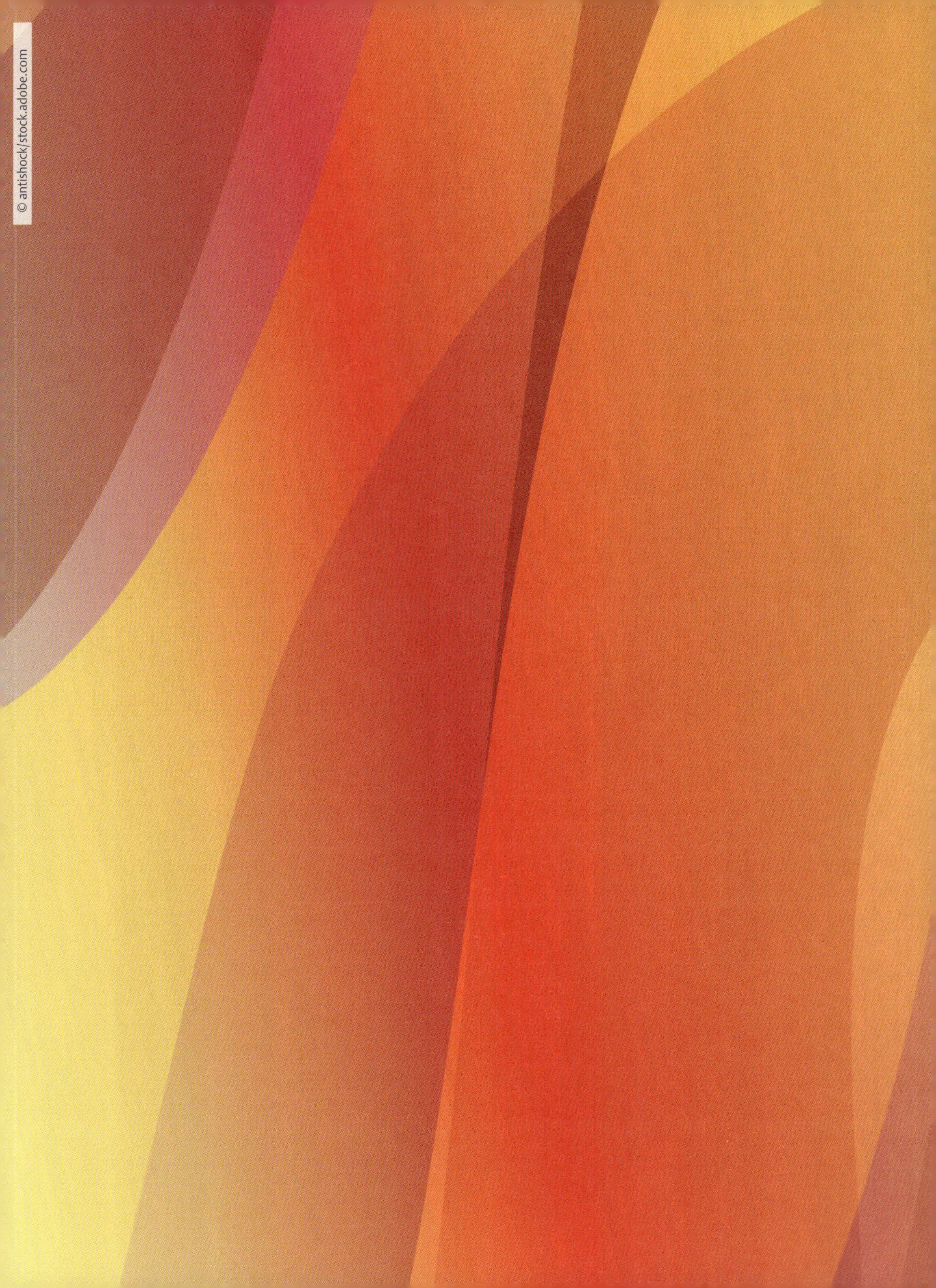

Therapie: Wege aus der Depression

Auch wenn die Depression zurzeit Ihr ganzes Leben bestimmt, sollten Sie wissen, dass jede Depression einen Anfang und ein Ende hat. Lassen Sie sich helfen!

Erster Schritt: Hilfe suchen

Der erste Schritt ist, zu akzeptieren, dass Sie möglicherweise an einer Depression erkrankt sind, dass dies eine ernsthafte Erkrankung ist und Sie Hilfe benötigen.

Dies ist sicherlich nicht leicht. Aber der einzig richtige Schritt. Angehörige sollten den Betroffenen dabei unterstützen und bei Bedarf auch zum Arzt oder Therapeuten begleiten.

Wichtiges für Ihren Arztbesuch

Über 70 Prozent der depressiv Erkrankten befinden sich in hausärztlicher Behandlung. Eine richtige Diagnosestellung wird für die Hausärzte aber oft dadurch erschwert, dass die Patienten häufig vorwiegend von körperlichen Beschwerden berichten. Vielen Betroffenen fällt es leichter, diese körperlichen Beschwerden zu beschreiben als ihre psychischen Beschwerden. Manchmal besteht auch die Angst, als verrückt oder überempfindlich abgestempelt zu werden.

Manche Ärzte werden Ihnen möglicherweise die gedrückte Stimmung und Verzweiflung vom Gesicht ablesen und auch bei körperlichen Beschwerden wie Schlaflosigkeit und Kraftlosigkeit, Kopfschmerzen oder Rückenschmerzen aufhorchen und gezielt nachfragen. Darauf können und sollten Sie sich jedoch nicht verlassen. Damit die richtige Diagnose gestellt und Ihnen entsprechend geholfen werden kann, sollten Sie Ihrem Arzt gegenüber unbedingt auch offen über Ihre psychischen Beschwerden wie Hoffnungslosigkeit, Erschöpfung, Grübelneigung oder Schuldgefühle sprechen.

- Haben Sie Mut und vertrauen Sie sich Ihrem Arzt an. Sprechen Sie offen aus, dass Sie und/oder auch Ihr Umfeld vermuten, dass Sie möglicherweise an einer Depression leiden.

- Teilen Sie Ihrem Arzt mit, welche Medikamente, Naturheilmittel oder Nahrungsergänzungspräparate (Vitamine, Mineralien) Sie regelmäßig oder unregelmäßig einnehmen. Informieren Sie ihn auch über Ihren Alkohol- und gegebenenfalls Drogenkonsum.
- Falls Sie Befunde und Arztbriefe zu Hause haben, kann es hilfreich sein, diese ebenfalls mitzunehmen. Denken Sie auch an Ihre Versichertenkarte.
- Informieren Sie sich, ob es in Ihrer Verwandtschaft Fälle von Depression oder manisch-depressiven Erkrankungen gibt. Diese Information kann für Ihren Arzt hilfreich sein.
- Reden Sie mit ihm über alle Beschwerden – auch wenn Ihnen das vielleicht schwerfällt. Machen Sie sich gegebenenfalls eine entsprechende Liste, damit Sie nichts vergessen. Sie können auch den ausgefüllten Selbsttest (Seite 22) mitnehmen.
- Fragen Sie im weiteren Verlauf der Behandlung genau nach, welche Therapiemöglichkeiten und Alternativen es für Sie gibt, mit welchen Nebenwirkungen Sie rechnen müssen, wann sich voraussichtlich erste Erfolge zeigen werden und wie Sie selbst und Ihr Umfeld Ihre Situation verbessern können.

Im Rahmen der Diagnosestellung wird Ihr Arzt oft einige Zusatzuntersuchungen veranlassen, um andere körperliche Erkrankungen, die depressionsähnliche Krankheitsanzeichen verursachen können, auszuschließen. Dazu gehört unter anderem eine Laboruntersuchung Ihres Blutes einschließlich der Bestimmung Ihrer Schilddrüsenhormone. In manchen Fällen ist auch eine Untersuchung des Gehirns durch eine Computertomografie oder Magnetresonanztomografie sinnvoll. Durch diese Untersuchungsverfahren wird Ihr Gehirn in einzelnen Schichten dargestellt und Veränderungen werden sichtbar gemacht.

Wichtige Informationen für den Arzt

Je offener und genauer Sie von allen Ihren Krankheitsanzeichen berichten, desto schneller kann Ihr Arzt die richtige Diagnose stellen und eine Behandlung verordnen, die Ihnen aus der Depression heraushilft.

Wer behandelt eine Depression?

Hausarzt Wie bei jeder Erkrankung, ist auch bei der Depression der Hausarzt oft der erste Ansprechpartner. Dieser kennt in vielen Fällen nicht nur den Gesundheitszustand seiner Patienten, sondern auch ihre gegenwärtigen Lebensbedingungen – etwa ihre beruflichen oder familiären Belastungen oder wichtige zurückliegende Ereignisse. Um organische Ursachen für Ihre Beschwerden wie etwa Schilddrüsenfunktionsstörungen auszuschließen, wird er meist einige Untersuchungen vornehmen. Häufig übernimmt der Hausarzt selbst die Behandlung, in der Regel mit Antidepressiva. Oft ist aber auch eine fachärztliche Behandlung nötig. Insbesondere bei einer schwereren und behandlungsresistenten Depression, bei Suizidgefährdung und bei durch Begleiterkrankungen und Begleitmedikation komplizierten Situationen.

Facharzt Facharzt bedeutet, dass sich der Arzt nach seinem Medizinstudium über mehrere Jahre hinweg für einen Fachbereich spezialisiert und eine entsprechende Prüfung absolviert hat. Der für psychische Erkrankungen zuständige Facharzt ist der Psychiater. Genau genommen gibt es hier aber mehrere Facharztgruppen:

Berufsbezeichnung Psychotherapeut

Der Begriff »Psychotherapeut« ist seit dem Inkrafttreten des Psychotherapeutengesetzes eine gesetzlich geschützte Berufsbezeichnung. Nur Ärzte und Psychologen, die eine mehrjährige staatlich anerkannte psychotherapeutische Weiterbildung absolviert haben, dürfen sich so nennen.

- Die größte Gruppe sind die Fachärzte für Psychiatrie, Psychotherapie und Psychosomatik. Sie behandeln mit Medikamenten, Psychotherapie und anderen Behandlungsverfahren.
- Fachärzte für Psychosomatische Medizin und Psychotherapie sind Fachärzte, die einen besonderen Schwerpunkt im Bereich Psychotherapie haben, aber auch eine medikamentöse Behandlung anbieten.
- Fachärzte für Kinder- und Jugendpsychiatrie behandeln junge Patienten bis zum Alter von 18 Jahren.

Ihr Hausarzt kann Sie zu einem Facharzt überweisen, Sie können aber Ihren Arzt frei wählen und somit auch jederzeit selbst einen Facharzt aufsuchen.

Psychologischer Psychotherapeut

Die dritte Gruppe der Ansprechpartner für depressiv Erkrankte sind die psychologischen Psychotherapeuten. Hierbei handelt es sich nicht um alle Psychologen, sondern um Psychologen mit einer zusätzlichen psychotherapeutischen Ausbildung. Zu dieser gehört auch eine längere Tätigkeit in der Psychiatrie. Psychologen mit der Bezeichnung Psychologischer Psychotherapeut haben eine sehr gute psychotherapeutische Ausbildung und können eine Kassenzulassung erhalten und dann wie Ärzte ihre Leistungen über die Krankenkassen abrechnen. Das bedeutet, dass Sie als Patient nichts für die Behandlung bezahlen müssen. Sie können sich also auch direkt an einen Psychologischen Psychotherapeuten Ihrer Wahl wenden. Beachten Sie jedoch, dass zu einer vollständigen Diagnostik auch eine ärztliche Untersuchung gehört, in der mögliche organische Ursachen für die Depression ausgeschlossen werden. Psychologische Psychotherapeuten sind keine Ärzte und können deshalb auch keine Medikamente verschreiben.

Psychologischer Psychotherapeut

Nicht jeder Psychologe ist ein psychologischer Psychotherapeut. Nur Psychologen, die sich »Psychologische Psychotherapeuten« nennen, verfügen über eine fundierte psychotherapeutische Ausbildung und können wie Ärzte über die Krankenkassen abrechnen.

Heilpraktiker für Psychotherapie

Heilpraktiker können eine Erlaubnis zum psychotherapeutischen Arbeiten nach dem Heilpraktikergesetz (HPG) erhalten. Sie können ihre Leistungen jedoch nur privat abrechnen. Ihnen fehlt meist eine gründliche Ausbildung zu psychischen Erkrankungen und deren Behandlung. Zudem setzen sie oft Verfahren ein, deren Wirksamkeit wissenschaftlich nicht ausreichend belegt ist. Einem Gerichtsbeschluss zufolge dürfen sie sich »Heilpraktiker für Psychotherapie« nennen, was unter Umständen eine Verwechslungsgefahr mit psychologischen oder ärztlichen Psychotherapeuten birgt.

Einen Psychotherapeuten finden

Einige Betroffene befürchten im Zusammenhang mit einer Psychotherapie immense Kosten und/oder unseriöse Therapieangebote. Beide Bedenken lassen sich verringern, wenn Sie sich an einen staatlich geprüften und kassenärztlich zugelassenen ärztlichen oder psychologischen Psychotherapeuten wenden. Die Krankenkassen übernehmen zurzeit die Kosten für Verhaltenstherapien, tiefenpsychologisch fundierte Therapien, wie zum Beispiel die psychoanalytische Kurzzeittherapie, und bei erwachsenen Patienten für systemische Therapien.

Leider gestaltet sich die Suche nach einem passenden Psychotherapieplatz oft mühsam. Die meisten Psychotherapeuten mit einer Kassenzulassung sind so ausgebucht, dass Sie bis zum Beginn der Therapie mit längeren Wartezeiten rechnen müssen.

Das folgende Kapitel zeigt Ihnen, wer Sie auf Ihrer Suche nach einem für Sie geeigneten Therapieplatz unterstützen kann und wie sich die Wartezeiten überbrücken lassen.

Sich direkt Hilfe holen

In akuten Fällen rufen Sie bitte den Notarzt oder den Krisendienst an (Kontaktdaten siehe »Empfehlungen der Autoren«, Seite 133) oder begeben Sie sich direkt in eine Notaufnahme, idealerweise in die einer psychiatrischen Klinik.

Ihr Weg in die Psychotherapie

1. Schritt: Sprechstunden nutzen Gut zu wissen: Ärztliche und psychologische Psychotherapeuten mit einem Kassensitz müssen Sprechstunden als Ersthilfe anbieten. Diese umfassen ein bis maximal drei Sitzungen über jeweils 50 Minuten. In diesen Sitzungen sprechen Sie mit dem Psychotherapeuten über Ihre Beschwerden und klären, welche Hilfe in Ihrem Fall sinnvoll ist.

Wenn Sie in einer Psychotherapiepraxis anrufen, erfahren Sie meist über den Anrufbeantworter, wann der Psychotherapeut telefonisch erreichbar ist. Fragen Sie in dem Gespräch gezielt nach einer Sprechstunde und nicht nach einem freien Therapieplatz.

Alternativ können Sie für Ihre Suche die Datenbanken Ihrer Krankenkasse oder für einige Bundesländer, die der Psychotherapeutenkammer (Kontaktdaten siehe »Empfehlungen der Autoren«, Seite 133) nutzen oder sich an die psychotherapeutischen Ambulanzen von universitären Instituten, Fakultäten oder psychosomatischen Kliniken wenden.

Stellt Ihr Psychotherapeut in den Sprechstunden eine behandlungsbedürftige Erkrankung (Indikation oder Heilanzeige) fest, so kann er Ihnen bei freien Kapazitäten und auf Ihren Wunsch hin einen Therapieplatz anbieten oder Sie auf die Warteliste setzen bzw. Sie an einen anderen Psychotherapeuten weiter vermitteln.

2. Schritt: Probesitzungen wahrnehmen Vor Beginn der eigentlichen Therapie findet dann in sogenannten klärenden Sitzungen eine ausführliche Diagnostik statt. Hierfür stehen Ihnen zwei bis vier Sitzungen über jeweils 50 Minuten zur Verfügung. In den Probesitzungen lernen Sie den Psychotherapeuten besser kennen, besprechen den genauen Behandlungsplan und können prüfen, ob Sie sich bei Ihrem Therapeuten und mit dem angebotenen Therapieverfahren gut aufgehoben fühlen.

Sie fühlen sich gut informiert und aufgehoben: Dann beantragen Sie zusammen mit dem Therapeuten bei Ihrer Krankenkasse eine Psychotherapie. Hierfür ist unter anderem ein Bericht Ihres Hausarztes erforderlich, der organische Ursachen für Ihre Beschwerden ausschließt.

Sie haben Zweifel: Dann sprechen Sie Ihre Unsicherheit am besten direkt an. Vielleicht lassen sich Ihre Bedenken aus dem

Weg räumen. Falls nicht, ist das keine gute Grundlage für die weitere Behandlung. Sie können sich dann an einen anderen Psychotherapeuten wenden und neue Probesitzungen vereinbaren.

3. Schritt: Therapie beginnen Jetzt kann Ihre Psychotherapie als Einzel- oder Gruppengespräch beginnen. Zunächst wird eine Akutbehandlung genehmigt, die bis zu zwölf Therapiestunden umfasst. Diese kann dann um weitere zwölf Stunden zu einer maximal 24 Stunden umfassenden Kurzzeittherapie verlängert werden. Reicht das nicht, beantragt Ihr Psychotherapeut eine Langzeittherapie. Hier variiert die Obergrenze der Stundenzahl mit dem jeweiligen Psychotherapieverfahren (Tabelle »Psychotherapieverfahren, die im ambulanten Rahmen von den gesetzlichen Krankenkassen bezahlt werden«, Seite 83).

Psychotherapeutische Beratungsstellen

Unter Umständen können auch psychotherapeutische Beratungsstellen oder Ambulanzen eine hilfreiche erste Anlaufstelle sein. Diese werden in der Regel von universitären Einrichtungen (der medizinischen bzw. psychologischen Fakultät) oder psychologischen Instituten betrieben. Die dort arbeitenden Ärzte und Psychologen informieren Sie unter anderem über die verschiedenen Behandlungsmöglichkeiten und helfen Ihnen bei wichtigen Fragen im Rahmen Ihrer Psychotherapie – etwa, ob Sie sich für eine ambulante oder für eine stationäre Therapie entscheiden sollten. Die psychotherapeutischen Ambulanzen bieten in begrenztem Umfang auch selbst psychotherapeutische Behandlungen an.

An Depression Erkrankte haben die Tendenz, sich selbst und ihre Zukunft durch eine »schwarze Brille« zu betrachten. Somit ist es normal, dass Sie zunächst skeptisch sind, ob Psychotherapie Ihnen helfen kann. Hoffnungslosigkeit ist genauso ein Symptom der Depression wie das Fieber bei Grippe. Bitte werfen Sie daher bei auftauchenden Zweifeln nicht gleich das Handtuch. Wichtig ist, die Zweifel mit Ihrem Psychotherapeuten zu besprechen.

Kostenerstattung ohne Kassenzulassung

Das Ergebnis der Sprechstunde wird schriftlich in einem Formular festgehalten. Heben Sie dieses Formular gut auf. Sollten Sie mehrere Absagen erhalten, greift das Kostenerstattungsverfahren. Ihre Krankenkasse bezahlt Ihnen dann die Therapie bei einem Psychotherapeuten ohne Kassenzulassung.

Terminservicestelle der Kassenärztlichen Vereinigung

Als gesetzlich Versicherter wenden Sie sich am besten an die Terminservicestelle der Kassenärztlichen Vereinigung (Kontaktdaten siehe »Empfehlungen der Autoren«, Seite 133). Hier wird Ihnen in der Regel innerhalb von vier Wochen und in zumutbarer Entfernung eine Sprechstunde in einer Psychotherapiepraxis vermittelt.

Ambulante Therapie oder Klinik?

Die Behandlung depressiver Erkrankungen kann ambulant oder stationär erfolgen. Bei der ambulanten Behandlung bleiben Sie in Ihrem häuslichen Umfeld und suchen nur für die Behandlung oder Untersuchung Ihren Therapeuten beziehungsweise Arzt auf. Bei der vollstationären Behandlung bleiben Sie dagegen die ganze Zeit in einer Klinik. Im Falle einer tagesklinischen Behandlung sind Sie tagsüber in der Klinik, abends und nachts und an den Wochenenden jedoch zu Hause in Ihrer gewohnten Umgebung.

Psychiatrische Stationen unterscheiden sich inzwischen in den meisten Kliniken nicht von anderen medizinischen Stationen. In größeren psychiatrischen Krankenhäusern gibt es meist Spezialstationen für depressiv Erkrankte, sogenannte Depressionsstationen. Hier steht ein speziell für von Depression Erkrankte zugeschnittenes Behandlungsangebot zur Verfügung, das in der Regel eine medikamentöse Behandlung, Einzel- und Gruppenpsychotherapien sowie weitere Angebote wie Sport oder Ergotherapie umfasst. Die Betroffenen spüren meist sehr rasch, dass das Pflegepersonal, die Ärzte, die Psychologen und andere Mitarbeiter des Stationsteams über eine große Erfahrung mit dieser Erkrankung verfügen und fühlen sich dann meist gut aufgehoben.

Die stationäre Behandlung depressiver Patienten erfolgt in den meisten Fällen auf offenen Stationen. Bei sehr hoher Suizidgefährdung kann es nötig sein, dass der Patient anfangs gebeten wird, zur eigenen Sicherheit auf der geschlossenen oder geschützten Station zu bleiben. Menschen mit einer wahnhaften Depression befinden sich besonders oft in Lebensgefahr und sollten meist stationär behandelt werden.

Bei leichteren Formen depressiver Störungen ist eine ambulante Behandlung meist ausreichend. Die Betroffenen bleiben hier in ihrer gewohnten Umgebung und können den Kontakt zu ihren Bezugspersonen halten und eventuell sogar ihren Beruf weiter ausüben.

Eine Zwischenstufe zwischen stationärer und ambulanter Behandlung sind die sogenannten Tageskliniken: Der depressive Patient hält sich tagsüber in der Klinik auf und wird dort genauso intensiv betreut wie im Rahmen einer stationären Therapie, verbringt dann aber die Nacht und die Wochenenden zu Hause. Das ist insbesondere dann möglich und sinnvoll, wenn der Betroffene in eine stabile Familienstruktur eingebunden ist. Wenn die Depression nur teilweise abgeklungen ist und eine weitere Stabilisierung nötig ist, kann eine tagesklinische Behandlung nach einem stationären Aufenthalt bei manchen Erkrankten für eine schrittweise Wiedereingliederung hilfreich sein.

Bausteine der Depressionsbehandlung

Die beiden wichtigsten Säulen der Depressionsbehandlung sind die Behandlung mit Medikamenten (Pharmakotherapie) und die Psychotherapie. Weitere in den offiziellen Behandlungsleitlinien genannte Behandlungsmöglichkeiten sind die Elektrokrampftherapie (Seite 100), die bei schweren therapieresistenten und insbesondere auch bei einer wahnhaften Depression eingesetzt wird, die Lichttherapie (Seite 104, vor allem bei der Winterdepression, Seite 19), der Schlafentzug (Seite 98), die Transkranielle Magnetstimulation (Seite 103) und Sport (Seite 114).

Bei der Behandlung depressiver Erkrankungen werden zwei Hauptziele verfolgt:

- die aktuelle depressive Episode rasch zu durchbrechen (Akutbehandlung),
- Rückfälle (Rezidive) zu verhindern (rezidivprophylaktische oder rückfallverhütende Behandlung).

Bei der Akuttherapie einer leichteren Depression kann anfangs mit unterstützenden Angeboten wie digitalen Selbstmanagement-Programmen – beispielsweise dem von der Stiftung Deutsche Depressionshilfe kostenfrei angebotenen iFight-Depression-Tool (»Empfehlungen der Autoren«, Seite 133) – zugewartet werden. Bessert sich die Situation jedoch nach ein bis zwei Wochen nicht, muss individuell entschieden werden, ob eine Psychotherapie, eine medikamentöse Behand-

Entlastung und Unterstützung

Der Gedanke, sich stationär aufnehmen und behandeln zu lassen, kann zunächst beunruhigend und abschreckend wirken. Betroffene erleben es aber häufig auch als eine große Entlastung, in ihrer schweren Erkrankung intensiver unterstützt zu werden. Zudem können sie sich mit anderen Menschen austauschen, die unter den gleichen oder ähnlichen Krankheitsanzeichen leiden wie sie selbst.

Medikamente oder Psychotherapie?

Die wichtigsten Bausteine sowohl für die Akutbehandlung als auch für die Rückfallverhütung sind die medikamentöse Behandlung und die Psychotherapie. Beide Behandlungsverfahren haben bei depressiven Patienten ihre Wirksamkeit eindeutig belegt.

lung oder eine Kombination aus beiden der beste Behandlungsweg ist. Bei dieser Entscheidung werden auch Ihre eigenen Vorstellungen und Wünsche sowie der frühere Krankheitsverlauf mitberücksichtigt. Anfangs besteht häufig eine Präferenz für eine Psychotherapie. Viele Betroffene fassen ihre Depression als Folge von Schicksalsschlägen, Partnerschaftsproblemen, Überforderungssituation und anderen schwierigen Lebensumständen auf. Bei diesem Krankheitsverständnis erscheint die Einnahme von Medikamenten nicht sinnvoll. Oft braucht es Jahre, bis die Betroffenen erkennen, dass eine Depression eine eigenständige Erkrankung und auch Folge veränderter Hirnfunktionen sind. Entscheidend ist die Veranlagung, die Bedeutung äußerer Faktoren wird dagegen oft überschätzt.

Im Folgenden wird zunächst die Akutbehandlung der depressiven Episode bei der depressiven Störung und der rezidivierenden depressiven Erkrankung dargestellt.

Welche Medikamente Ihnen helfen

Antidepressiva helfen den meisten Betroffenen. Man muss sie aber zwei bis vier Wochen einnehmen, bis sich eine spürbare Besserung einstellt.

Antidepressiva: Wie und wann sie wirken

Für die Behandlung depressiver Erkrankungen steht eine große Zahl von in Deutschland zugelassenen Medikamenten – die sogenannten Antidepressiva – zur Verfügung. Diese müssen, um zugelassen zu werden, in methodisch strengen Studien ihre Wirksamkeit belegt und sich als gut verträglich erwiesen haben.

Nicht jedes Antidepressivum wirkt bei jedem Patienten. In Therapiestudien klingt bei 50 bis 70 Prozent der mit einem Antidepressivum behandelten depressiven Patienten die Erkrankung innerhalb von vier bis sechs Wochen ab. Dies ist einerseits erfreulich, bedeutet aber auch, dass in der täglichen Praxis bei vielen Betroffenen wegen ungenügendem Ansprechen ein zweiter Therapieversuch erforderlich ist. Bei einer sehr hartnäckigen Depression sind manchmal sogar noch weitere Anläufe nötig. In diesen weiteren Therapieversuchen wird dann die Dosis angepasst, zwei Antidepressiva kombiniert, auf ein anderes Antidepressivum umgesetzt oder versucht, durch Zugabe von Lithium die Wirkung zu verstärken (»Lithiumaugmentation«). Letztendlich gelingt es dann fast immer, die Depression zum Abklingen zu bringen.

Sie dürfen nicht schnell wieder abgesetzt werden

Ist die Depression aufgrund der Einnahme von Antidepressiva abgeklungen,

Wirkweise von Antidepressiva

Antidepressiva wirken nicht gleich nach der Einnahme, wie wir das von Schmerzmitteln oder Schlafmitteln her kennen, sondern erst mit Verzögerung (»Wirklatenz«). Sie entfalten ihre vollständige antidepressive Wirkung oft erst nach vier bis sechs Wochen täglicher Einnahme.

so dürfen diese nicht gleich abgesetzt werden, da sonst mit dem Wiederauftreten der Depression zu rechnen ist, wie auch der Blutdruck nach Absetzen des Blutdruckmittels wieder ansteigen würde. Nach dem Abklingen der depressiven Symptomatik sollte die antidepressive Medikation deshalb im Sinne einer Erhaltungstherapie in unveränderter Dosierung zunächst über mindestens vier bis acht Monate weitergeführt werden. Danach kann entschieden werden, ob eine langfristige, eventuell über Jahre gehende rückfallverhütende Medikation sinnvoll ist oder ob die Medikamente abgesetzt werden können. Im letzteren Fall erfolgt dies nicht abrupt, sondern durch schrittweise Dosisreduktion über zwei bis sechs Wochen (»Ausschleichen«). Bei abruptem Absetzen kann es bei einigen Antidepressiva vorübergehend zu Absetzeffekten wie Missempfindungen und Reizbarkeit kommen. Das ist aber kein Zeichen dafür, dass Antidepressiva abhängig machen. Vielmehr stellen sich hier lediglich überschießende Gegenregulationen ein (»Reboundphänomene«), wie sie auch bei einem abrupten Absetzen von Blutdruckmitteln und anderen Medikamenten auftreten können.

Antidepressiva machen nicht süchtig

Antidepressiva zählen zur Gruppe der sogenannten Psychopharmaka. Sie müssen jedoch von anderen Psychopharmaka unterschieden werden, insbesondere von:

- Beruhigungsmitteln (wie z. B. Valium) und Schlafmitteln, die sehr rasch wirken und bei längerer Einnahme zu Abhängigkeit führen können
- Neuroleptika, die u. a. zur Behandlung der Schizophrenie verordnet werden, und genau wie Antidepressiva nicht zu Abhängigkeit führen. Neuroleptika werden aber auch bei bipolaren affektiven Störungen sowie unter bestimmten Umständen bei unipolaren Depressionen – beispielsweise bei wahnhaften Depressionen – eingesetzt

Bei Umfragen in der Allgemeinbevölkerung geben nach wie vor sehr viele Befragte an, dass Antidepressiva süchtig machen würden. Das ist jedoch nicht der Fall! Es gibt keinen Drogenschwarzmarkt für Antidepressiva, es gibt keine Neigung zu Dosissteigerungen, und Gesunde werden von Antidepressiva nicht »high«. Beruhigungsmittel und Schlafmittel können abhängig machen, bei Antidepressiva besteht dieses Problem hingegen nicht.

Antidepressiva verändern die Persönlichkeit nicht

Eine weitere häufige und oft tief sitzende Sorge ist, dass Antidepressiva die eigene Persönlichkeit verändern. Auch diese Sorge ist unbegründet. Die Depression verändert die Persönlichkeit, nicht jedoch die Einnahme von Antidepressiva. Im Gegenteil: Nach erfolgreicher Behandlung einer depressiven Episode mit Antidepressiva berichten die Patienten, endlich wieder so zu sein, wie sie sich als gesunden Menschen kennen, und die Angehörigen bestätigen dies.

Wie wirken Antidepressiva?

Modellvorstellungen zum Wirkmechanismus der Antidepressiva gehen davon aus, dass diese die Wirkung der Botenstoffe Serotonin und Noradrenalin im Gehirn beeinflussen. Viele zurzeit auf dem Markt befindlichen Antidepressiva wirken auf diese Botenstoffe wie weiter oben veranschaulicht (Seite 43). Gleiches gilt für das Noradrenalin. Insgesamt ist die Wirkung aber viel komplexer, als es hier dargestellt werden kann und der genaue Wirkmechanismus der Antidepressiva ist nicht wirklich verstanden.

Antidepressiva helfen, Rückfälle zu verhindern

Die nachfolgende Abbildung zeigt die möglichen Krankheitsverläufe einer Depression. Zu Beginn der Depression wandert die Kurve vom Gesundheitszustand – über Tage oder Wochen – nach unten in die Krankheit hinein. Wenn keine Behandlung erfolgt, bleiben Stimmung, Antrieb und Lebenslust meist über Monate im Keller – die Depression besteht unverändert weiter.

Akuttherapie Auch wenn Sie Medikamente einnehmen, dauert es trotzdem meist mindestens zwei Wochen, bis Sie beginnen, auf die Medikamente anzusprechen und eine deutliche Besserung spüren – darauf sollten Sie sich einstellen. Es benötigt in der Regel weitere drei bis vier Wochen, bis Sie wieder Ihren gesunden Zustand erreicht haben. Dies wird Akuttherapie genannt.

Erhaltungstherapie Auch wenn Sie sich nun wieder gesund fühlen, müssen Sie Ihr Antidepressivum für die nächsten vier bis acht Monate weiter einnehmen. Das ist die sogenannte Erhaltungstherapie. Bei vorzeitigem Absetzen droht ein Rückfall, denn in den ersten Monaten nach einer überstandenen depressiven Phase ist das Rückfallrisiko besonders hoch.

Absetzen Wenn Sie ein halbes Jahr depressionsfrei geblieben sind, können Sie gemeinsam mit Ihrem Arzt entscheiden, ob das Medikament langsam abgesetzt werden kann. Falls Sie sich für das Absetzen entscheiden, sollte die Dosis allmählich über zwei bis vier Wochen reduziert werden.

Langzeittherapie Es besteht aber auch die Möglichkeit, dass Ihr Arzt Ihnen dazu rät, Ihr Antidepressivum auch nach diesen vier bis sechs Monaten weiterhin einzunehmen, also eine sogenannte Langzeittherapie durchzuführen. Das ist insbesondere dann der Fall, wenn Sie schon mehrere Rückfälle erlitten haben und diese besonders schwer und hartnäckig gewesen sind.

Unterschiedliche Nebenwirkungen

Die verschiedenen Arten von Antidepressiva unterscheiden sich untereinander kaum in der generellen antidepressiven Wirksamkeit. Die Wirksamkeit ist für alle belegt. Unterschiede gibt es jedoch in der Art der Nebenwirkungen. Einige vergleichsweise häufige Nebenwirkungen und Anwendungsprobleme der verschiedenen Antidepressiva sind im Folgenden beispielhaft näher beschrieben. Die meisten Nebenwirkungen sind eher lästig als gefährlich und für sich genommen oft noch kein Grund, das jeweilige Medikament abzusetzen, vor allem dann nicht, wenn es gut gegen die Depression wirkt. Es gibt aber auch sehr ernsthafte Nebenwirkungen, über die Ihr Arzt Sie aufklären muss.

Der Beipackzettel Vollständig werden Nebenwirkungen im Beipackzettel in der Medikamentenschachtel aufgeführt. Für

Es dauert einige Wochen, bis die Antidepressiva-Wirkung spürbar wird. Wenn man sich wieder gesund fühlt, schützen die Antidepressiva vor einer erneuten depressiven Phase.

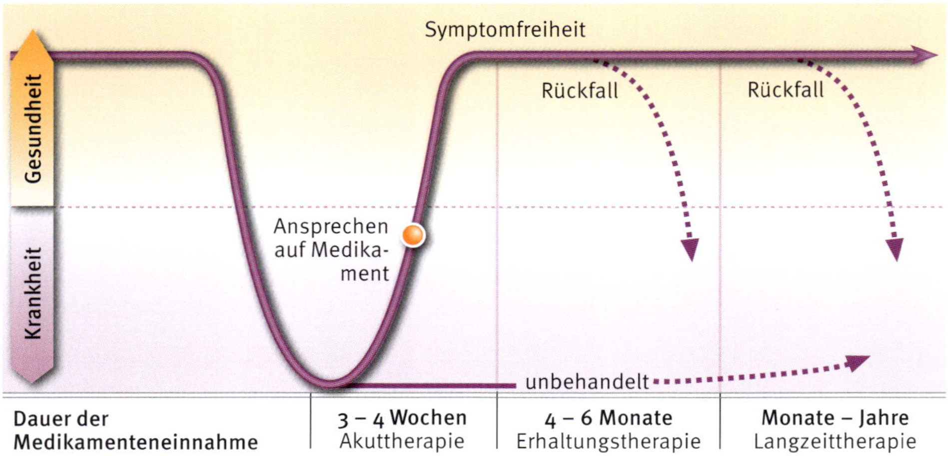

den Laien ist es jedoch kaum möglich, all diese Informationen, die auch aus juristischen Gründen in den Beipackzettel aufgenommen werden, zu verstehen und hinsichtlich ihrer tatsächlichen praktischen Bedeutung richtig einzuordnen.

Gerade bei depressiv erkrankten Menschen weckt das Lesen der Nebenwirkungen im Beipackzettel meist große Ängste, da sie durch die Erkrankung immer mit dem Schlimmsten rechnen. Es besteht deshalb die Gefahr, dass die Betroffenen aus Hoffnungslosigkeit und Ängsten vor möglichen Nebenwirkungen die Antidepressiva nicht einnehmen und so unnötig lange in der Depression gefangen bleiben.

Wichtig ist, bei all den möglichen, aufgezählten Nebenwirkungen sich immer wieder die Tatsache bewusst zu machen, dass fast immer ein Antidepressivum gefunden werden kann, das sowohl wirksam ist als auch gut vertragen wird. Lassen Sie sich deshalb von den aufgezählten Nebenwirkungen nicht verunsichern.

Würde mit ähnlicher Sorgfalt auch in anderem Zusammenhang auf Risiken und Nebenwirkungen hingewiesen, dann müssten auf jeder Kaffeepackung zahlreiche Nebenwirkungen wie Unruhe, Schlafstörungen, Zittern, Kopfschmerzen, Magenschmerzen usw. stehen. Noch länger wäre die Liste bei einer Flasche Bier.

Wechselwirkungen mit anderen Substanzen

Da derartige Wechselwirkungen schwerwiegend sein können und manche Medikamente überhaupt nicht kombiniert werden dürfen, sollten Sie Ihrem Arzt alle Medikamente, die Sie einnehmen, und auch Ihren Alkohol- und ggf. Drogenkonsum unbedingt offen mitteilen.

Wechselwirkungen zwischen Medikamenten Bei gleichzeitiger Einnahme mehrerer Medikamente muss bei den Antidepressiva an die Möglichkeit gedacht werden, dass sich diese Medikamente gegenseitig verstärken oder abschwächen. Dies gilt übrigens auch für Johanniskrautextrakte oder für Alkohol, der zum Beispiel die beruhigende (»sedierende«) Wirkung mancher Antidepressiva verstärken kann.

Einnahme während der Schwangerschaft Während der Schwangerschaft sollten Antidepressiva möglichst vermieden werden, insbesondere in den ersten drei Monaten. Diese Warnung gilt mit Einschränkung. Es gibt breite Erfahrungen im Bereich der Einnahme von Antidepressiva in der Schwangerschaft, die keine Hinweise auf erhöhte Risiken für das ungeborene Kind erkennen lassen. Bei einer schweren Depression können somit die Vorteile einer Antidepressiva-Behandlung gegenüber den damit verbundenen Risiken überwiegen.

Serotonin-Wiederaufnahme-Hemmer

Die Gruppe der selektiven Serotonin-Wiederaufnahme-Hemmer (SSRI) beeinflusst die Wirkung des Botenstoffs Serotonin im Gehirn durch die Hemmung der für die Rückaufnahme zuständigen Pumpen an den Synapsen (Näheres im Kapitel »Was passiert im Gehirn?«, Seite 41). Da die Vertreter dieser Substanzgruppe kaum Wirkungen auf andere Botenstoffe wie zum Beispiel das Acetylcholin aufweisen und somit selektiv auf das Serotonin wirken, werden sie als sogenannte selektive Serotonin-Rückaufnahme-Inhibitoren bezeichnet. Wegen dieser Selektivität werden sie von manchen Patienten besser vertragen als die tri- und tetrazyklischen Antidepressiva (TZA). Sie sind auch bequemer zu handhaben, da sie nicht wie die TZA langsam aufdosiert werden müssen, sondern gleich mit einer wirksamen Tagesdosis als morgendliche Einmalgabe begonnen werden kann. Auch ist die Gefahr von Vergiftungserscheinungen bei Überdosierung deutlich geringer als bei den TZA.

Auch wenn SSRI besser verträglich sind als TZA, gibt es eine Reihe von Nebenwirkungen, mit denen gerechnet werden muss. Genannt seien hier nur die in den ersten Tagen nicht selten auftretende Übelkeit und die sexuellen Funktionsstörungen wie z. B. Orgasmusstörungen.

In der nachfolgenden Tabelle sind die zurzeit verfügbaren Wirkstoffe aus dieser Substanzgruppe mit einigen Markennamen aufgelistet. Eine Besonderheit des dort aufgelisteten Wirkstoffes Fluctin ist,

Selektive Serotonin-Wiederaufnahme-Hemmer

Wirkstoff (Handelsname)	Anfangsdosis (mg/Tag)	Standardtagesdosis (mg/Tag)	Maximaldosis (mg/Tag)
Citalopram (Cipramil)	20	20	60
Escitalopram (Cipralex)	10	10	30
Fluoxetin (Fluctin)	20	20	60
Fluvoxamin (Fevarin)	100	200	300
Paroxetin (Seroxat, Tagonis)	20	20	60
Sertralin (Zoloft, Gladem)	50	100	200

dass dieses Antidepressivum deutlich langsamer als die übrigen Antidepressiva aus dem Körper ausgeschieden wird und stabile sowie wirksame Konzentrationen im Körper erst nach zwei und mehr Wochen erreicht werden. Auch die Steuerung ist schwierig, da der Wirkstoff nach Absetzen noch über Wochen hinweg im Körper bleibt. Darin kann aber zugleich auch ein Vorteil gesehen werden, da eine wirksame Konzentration im Körper auch dann erhalten bleibt, wenn die Einnahme einmal vergessen worden ist.

Weitere und neuere Antidepressiva

In den zurückliegenden Jahren wurde eine Reihe neuerer Antidepressiva auf den Markt gebracht, die ebenfalls relativ selektiv die Botenstoffe Serotonin und Noradrenalin beeinflussen: Hierdurch sind sie wie die SSRI für manche Patienten besser verträglich als die weniger selektiven TZA. Auch die Gefahr von Vergiftungserscheinungen (»Intoxikationen«) bei Überdosierung ist geringer.

Mirtazapin (Remergil) Mirtazapin hemmt nicht die Wiederaufnahme von Serotonin oder Noradrenalin, sondern beeinflusst diese beiden Botenstoffe über indirekte Mechanismen. Es hat zugleich eine beruhigende (»sedierende«) Wirkung und kann mit einer Gewichtszunahme einhergehen.

Venlafaxin (Trevilor) und Duloxetin (Cymbalta) Diese Substanzen hemmen ähnlich wie die SSRI die Wiederaufnahme von Serotonin und zusätzlich auch die von Noradrenalin. Sie haben deshalb auch ähnliche Nebenwirkungen wie die SSRI. Bei höheren Dosen sind insbesondere unter Venlafaxin Blutdrucksteigerungen beobachtet worden.

Agomelatin (Valdoxan) Dieses Antidepressivum beeinflusst auch das Serotoninsystem über die Blockade von Rezeptoren (das sind die Andockstellen für Botenstoffe) und wirkt sich auf das Melatonin aus. Melatonin ist ein Botenstoff, der in der Dunkelheit ausgeschüttet wird und an der Steuerung des Tag-Nacht-Rhythmus (»innere Uhr«) beteiligt ist. Agomelatin ist gut verträglich. Da es jedoch vereinzelt zu Veränderungen der Laborwerte der Leber kommt, müssen diese Leberwerte regelmäßig kontrolliert werden.

Monoaminoxidase-Hemmer (MAO-Hemmer)

Die MAO-Hemmer verstärken die Wirkung der Botenstoffe Noradrenalin und Serotonin, indem sie deren Abbau, der durch das Enzym Monoaminoxidase erfolgt, hemmen. Durch die Monoaminoxidase werden die Botenstoffe in wirkungslose Abbauprodukte verwandelt.
In Deutschland sind die Wirkstoffe Tranylcypromin (Jatrosom) und Moclobemid (Aurorix) auf dem Markt.

Weitere und neuere Antidepressiva

Wirkstoff (Handelsname)	Anfangsdosis (mg/Tag)	Standardtagesdosis (mg/Tag)	Maximaldosis (mg/Tag)
Mirtazapin (Remergil)	15	30	60
Venlafaxin (Trevilor)	75	150	375
Duloxetin (Cymbalta)	60	60	120
Tranylcypromin (Jatrosom)	10	10–30	› 30 möglich
Moclobemid (Aurorix)	300	450–600	900
Agomelatin (Valdoxan)	25	25	50

Tranylcypromin (Jatrosom) Der MAO-Hemmer Tranylcypromin wird auch als irreversibler MAO-Hemmer bezeichnet, weil er sich in einer nicht reversiblen Weise an die Monoaminoxidase heftet und diese dauerhaft inaktiviert. Der Körper muss deshalb nach Absetzen von Tranylcypromin erst wieder neue Monoaminoxidase für den Abbau der Botenstoffe Serotonin und Noradrenalin bilden. Tranylcypromin ist in der Handhabbarkeit schwierig, da eine konsequente Diät eingehalten werden muss. Durch diese Diät soll die Aufnahme des Eiweißes Tyramin verringert werden, da dieses in Kombination mit Tranylcypromin zu einem gefährlichen Anstieg des Blutdrucks führen kann. Auch Kombinationen der MAO-Hemmer mit anderen Substanzen, die den Botenstoff Serotonin beeinflussen, sind problematisch, da es durch Medikamentenwechselwirkungen zu einer Überaktivität des Serotonins im Gehirn kommen kann. Dies kann zu Vergiftungserscheinungen führen. Tranylcypromin wird meist erst dann eingesetzt, wenn andere Antidepressiva nicht gewirkt haben.

Moclobemid (Aurorix) Inaktiviert in nur umkehrbarer (reversibler) Weise die Monoaminoxidase und zudem nur eine der beiden Unterformen dieses Enzyms. Dadurch ist die Gefahr von Blutdruckanstiegen deutlich geringer als bei Tranylcypromin und eine spezielle Diät ist nicht erforderlich. Auch die Gefahr schwerwiegender Medikamentenwechselwirkungen ist unter dem reversiblen MAO-Hemmer Moclobemid geringer.

Tri- und tetrazyklische Antidepressiva (TZA)

In der folgenden Tabelle sind die wichtigsten Wirkstoffe aus dieser Antidepressivagruppe und einige der Markennamen aufgelistet. Tri- und tetrazyklische Antidepressiva (TZA) sind schon lange

Tri- und tetrazyklische Antidepressiva

Wirkstoff (Handelsname)	Anfangsdosis (mg/Tag)	Standardtagesdosis (mg/Tag)	Maximaldosis (mg/Tag)
Amitriptylin (Saroten)	50	150	300
Amitriptylinoxid (Equilibrin)	60	150	300
Clomipramin (Anafranil)	50	150	300
Doxepin (Aponal)	50	150	300
Imipramin (Tofranil)	50	150	300
Nortriptylin (Nortrilen)	50	150	225
Trimipramin (Stangyl)	50	210	400
Maprotilin (Ludiomil)	50	150	225

in Gebrauch, sodass eine große Anwendungserfahrung mit diesen Substanzen besteht. Sie bewirken im unterschiedlichen Ausmaß eine Hemmung der Wiederaufnahme von Serotonin und Noradrenalin aus dem synaptischen Spalt und beeinflussen so die Wirkung dieser Botenstoffe im Gehirn. Ein Nachteil ist, dass sie zusätzlich eine Reihe anderer Rezeptoren für andere Botenstoffe blockieren. Diese zusätzlichen blockierenden Wirkungen erklären einen Großteil der Nebenwirkungen der TZA.

Beispiele für mögliche Nebenwirkungen

Einige Nebenwirkungen der TZA sind auf die Blockade der Wirkung des Botenstoffs Acetylcholin zurückzuführen. Die Ärzte nennen das die anticholinergen Nebenwirkungen der TZA. Diese sind oft zu Beginn der Behandlung besonders deutlich ausgeprägt und klingen nach Absetzen der TZA wieder ab. Zu diesen anticholinergen Nebenwirkungen zählen die häufig auftretende Mundtrockenheit, Schwierigkeiten, die Tiefenschärfe beim Sehen richtig einzustellen (»Akkommodationsstörungen«), Verstopfung des Darmes (»Ileus«), Harnsperre (Vorsicht bei Prostatavergrößerung) oder Erhöhung des Augeninnendrucks (»Glaukom«).

Auch Verwirrtheitszustände können insbesondere bei älteren Menschen mit Hirnerkrankungen auftreten.

Bei Menschen mit Herzrhythmusstörungen dürfen TZA meist nicht gegeben werden, da sich diese gefährlich verschlimmern können. Problematisch bei der Anwendung der TZA ist, dass es bei Überdosierung recht rasch zu Intoxikationserscheinungen kommt.

Das Einhalten der Dosis ist sehr wichtig!

Bei TZA ist eine sehr sorgfältige Einhaltung der verordneten Dosis besonders wichtig, nicht nur weil bei Unterdosierung nicht mit einer antidepressiven Wirkung gerechnet werden kann, sondern weil es bei Überdosierung zu Vergiftungserscheinungen (»Intoxikationen«) kommen kann.

Ketamin/Esketamin

Ketamin blockiert bestimmte Glutamatrezeptoren im Gehirn. Es wird bereits seit Längerem als Narkosemittel in der Tiermedizin eingesetzt und auch als Partydroge (»Special K«) missbraucht. Wegen des raschen antidepressiven Wirkungseintritts wurden große Hoffnungen in diese Substanz gesetzt. Die hohe antidepressive Wirksamkeit der ersten Studien konnte in Folgeuntersuchungen leider nicht bestätigt werden. Wegen des raschen Wirkeintritts wurde eine Spezialform des Ketamins, das Esketamin, als Nasenspray in Europa zugelassen. Zum einen als Behandlungszusatz zu anderen Antidepressiva bei einer therapieresistenten Depression und zum anderen für die Akutbehandlung eines psychiatrischen Notfalls ebenfalls zusammen mit anderen Antidepressiva.

In Deutschland wurde ein Zusatznutzen jedoch ausschließlich für die Akutbehandlung im Rahmen eines Notfalls durch eine Esketaminbehandlung gesehen, sodass die hohen Behandlungskosten in der Regel von den gesetzlichen Krankenkassen nicht erstattet werden. Somit stellt Esketamin leider nicht den erhofften Durchbruch in der Depressionsbehandlung dar und ist nur für eine überschaubare Gruppe von stationär behandelten Patienten ein kleiner Fortschritt.

Natürliches Antidepressivum: Johanniskraut

Johanniskrautpräparate werden von manchen Patienten als Naturheilmittel und als damit sanfter sowie besser verträglich angesehen. Für einige wenige Johanniskrautpräparate wurde in ähnlich strengen Studien wie für die oben genannten Antidepressiva die Wirksamkeit in der Akutbehandlung bei leichter bis mittelschwerer Depression nachgewiesen. Die Wirksamkeit bei Patienten mit schwerer Depression konnte nicht hinreichend belegt werden. Hier erwies sich Johanniskraut nicht als wirksamer als ein wirkstofffreies Scheinmedikament (»Placebo«). Erschwerend kommt hinzu, dass Johanniskrautpräparate aus zahlreichen Inhaltsstoffen bestehen, deren Zusammensetzung von Pflanze zu Pflanze schwanken kann. Insofern ist es nicht leicht herauszufinden, welcher oder welche Bestandteile für die Wirksamkeit entscheidend sind (u. a. Hyperforin und Hypericin). Dies erschwert die genaue Dosierung. Johanniskrautpräparate scheinen in ähnlicher Weise auf die Botenstoffe Serotonin und Noradrenalin einzuwirken wie die oben genannten Antidepressiva.

Im Allgemeinen sind Johanniskrautpräparate recht gut verträglich. Zu bedenken sind aber mögliche Medikamentenwechselwirkungen, da das Johanniskraut die Wirkung anderer Medikamente abschwächen kann.

Andere pflanzliche Präparate

Außer für hoch dosiertes Johanniskraut gilt für alle anderen pflanzlichen Präparate, wie zum Beispiel Bachblüten oder Kava-Kava, die auch zur Behandlung psychischer Beschwerden angeboten werden: Es gibt keine ausreichenden Belege für ihre Wirksamkeit bei depressiven Erkrankungen, sodass ihr Einsatz – insbesondere bei einer schwereren Depression – nicht zu empfehlen ist.

Das passende Antidepressivum finden

Alle genannten Antidepressiva unterscheiden sich nicht sehr deutlich in ihrer antidepressiven Wirksamkeit. Im Schnitt ist durch die Behandlung mit einem der aufgelisteten Antidepressiva bei 50 bis 70 Prozent der Patienten die depressive Symptomatik nach vier bis sechs Wochen abgeklungen.

Leider gibt es keine Möglichkeiten, sicher vorherzusagen, welches der verschiedenen Antidepressiva bei Ihnen am besten wirkt. Einige Ärzte oder andere Behandler bieten an, den »Serotoninspiegel« zu bestimmen und hiermit die Diagnose zu stellen oder die Behandlungen danach auszurichten. Dieses Angebot ist unseriös, da der im Blut bestimmte Serotoninspiegel keine Aussage über den Funktionszustand des Serotoninsystems im Gehirn zulässt und auch nicht das Ansprechen auf Antidepressiva vorhersagen kann.

Auswahl anhand der Nebenwirkungen

Da alle vorgestellten Antidepressiva ähnlich gut wirken, spielen für die Auswahl des Präparats andere Aspekte eine Rolle. Dazu gehören die Verträglichkeit, die Sicherheit bei Überdosierung oder die leichte Handhabbarkeit. In diesen Punkten gibt es zwischen den Antidepressivagruppen deutliche Unterschiede. So leiden Patienten bei der Einnahme von TZA beispielsweise häufiger unter Mundtrockenheit. Werden SSRI gewählt, tritt häufig leichte Übelkeit auf, vor allem in den ersten Tagen der Einnahme. Manche Antidepressiva – wie zum Beispiel einige der TZA oder Mirtazapin – haben als Begleiterscheinung eine sedierende (beruhigende) Wirkung, was bei einer Depression, die mit starker Unruhe oder Angst einhergeht, durchaus erwünscht sein kann.

Weitere Auswahlkriterien

Gefahr der Überdosierung Ist eine zuverlässige Einnahme nicht sichergestellt (z. B. bei Vergesslichkeit) und besteht die Gefahr der versehentlichen oder gar absichtlichen Mehreinnahme, so sind TZA problematisch, da sie schnell toxische Effekte zeigen, also Vergiftungen bewirken können.

Vorerfahrung Hat bei einem früheren Behandlungsversuch ein bestimmtes Medikament gut gewirkt, so ist es empfehlenswert, erneut zunächst zu dieser Substanz zu greifen.

Handhabbarkeit Bei einer Behandlung mit TZA ist eine schrittweise Aufdosierung bis zur wirksamen Dosis innerhalb von ein bis zwei Wochen erforderlich, und oft auch eine Einnahme der Tagesdosen verteilt auf früh, mittags und abends notwendig. Bei neueren Antidepressiva ist die Behandlung unkomplizierter. Es kann meist gleich mit einer wirksamen Dosis, und dies zudem als Einmalgabe, begonnen werden.

Teilnahme am Straßenverkehr Die Fahrtauglichkeit kann bei einer schweren Depression allein durch die Erkrankung eingeschränkt sein. Antidepressiva mit beruhigender (»sedierender«) Eigenschaft und insbesondere TZA können die Reaktionsfähigkeit und Fahrtauglichkeit zusätzlich beeinträchtigen. Dies gilt verstärkt in der Phase der Aufdosierung zu Beginn der Medikation.

Wechselwirkungen mit anderen Medikamenten Bei der Auswahl des Antidepressivums müssen weiterhin mögliche Wechselwirkungen mit anderen gleichzeitig eingenommenen Medikamenten berücksichtigt werden. Dabei können sich die Wirkungen bei gleichzeitiger Gabe verschiedener Medikamente gegenseitig verstärken, aber auch abschwächen.

Weitere körperliche Erkrankungen Und schließlich ist für die Auswahl wichtig, ob bei Ihnen zusätzlich körperliche Erkrankungen vorliegen, die eine Anwendung bestimmter Antidepressiva einschränken.

Praktische Anwendung der Antidepressiva

Alle oben aufgeführten Antidepressiva sind hinsichtlich ihrer Verträglichkeit sorgfältig untersucht und haben ihre Wirksamkeit gegenüber einem Scheinmedikament (Placebo) in methodisch strengen Studien belegt. Da sie ihre Wirkung nicht, wie z. B. Beruhigungsmittel oder Schlafmittel, sofort, sondern erst nach etwa zwei bis vier Wochen entfalten, ist seitens der Betroffenen Geduld gefordert. Bitte bringen Sie diese Geduld auf und warten Sie mindestens zwei bis vier Wochen, bis Sie zusammen mit dem Arzt darüber urteilen, ob das Antidepressivum bei Ihnen wirksam ist oder nicht. Geduld zu haben fällt oft noch schwerer, da bei einigen Antidepressiva Nebenwirkungen wie Übelkeit oft gerade in den ersten ein bis zwei Wochen auftreten.

Ist es nach zwei bis vier Wochen zu keinerlei Besserung der Depression gekommen, so sollte reagiert werden, das heißt die Dosis überprüft, ein weiteres Antidepressivum dazugegeben oder das Antidepressivum abgesetzt und ein neuer Behandlungsversuch begonnen werden. Diese Schritte erfolgen oft nach einem festen Schema, einem sogenannten Stufenplan. Spätestens nach zwei erfolglosen Therapieversuchen ist in den Stufenplänen meist die Zugabe von Lithium (»Lithiumaugmentation«) vorgesehen. In diesem Fall ist eine fachärztliche Betreuung zu empfehlen. Auch eine hartnäckige Depression kann bei diesem Vorgehen meist zum Abklingen gebracht werden.

Sind Infusionen wirksamer?

Antidepressiva werden normalerweise als Tabletten oder Dragees eingenommen. Es liegen keine Belege dafür vor, dass Infusionsbehandlungen besser wirken.

Ihre Mitarbeit ist der Schlüssel zum Behandlungserfolg

Ihre Bereitschaft, die Medikamente wie verordnet und besprochen einzunehmen (Ärzte sprechen hier von »Compliance«), beeinflusst den Krankheitsverlauf entscheidend mit. Sehr oft scheitern Behandlungen daran, dass die Medikamente aus unterschiedlichen Gründen eben nicht wie empfohlen eingenommen werden. Die Gründe hierfür liegen auch in der Erkrankung selbst, zum Beispiel:

- in der krankheitsbedingten Hoffnungslosigkeit (»Hat ja doch keinen Sinn«) und Resignation
- in der Angst oder der Überbewertung von Nebenwirkungen (»Als ich den Beipackzettel mit den beschriebenen Nebenwirkungen gelesen habe, erschien mir das Risiko der Medikamenteneinnahme zu hoch.«)
- nach Abklingen der depressiven Episode in dem Gefühl, die Erkrankung endgültig überwunden zu haben (»Mir ging es wieder gut, und ich sah keinen Grund mehr, das Medikament weiter zu nehmen.«)
- in der Angst, abhängig zu werden oder sich in seiner Persönlichkeit zu verändern (»Ich wollte versuchen, ohne Medikament mit der Krankheit fertig zu werden und nicht von einem Medikament wie von einer Krücke abhängig zu sein.«)
- im Anzweifeln der Angemessenheit der Behandlung (»Ich habe Probleme in der Partnerschaft und im Beruf, wie soll mir da ein Medikament helfen können?«)
- im Vergessen der regelmäßigen Tabletteneinnahme

Sie sollten sich keineswegs scheuen, Ihre Sorgen und Bedenken offen dem Arzt mitzuteilen. Auch den Angehörigen kommt hier eine wichtige Rolle zu.

Nicht selten sind Angehörige über depressive Erkrankungen und Antidepressiva zu wenig informiert und raten dem Erkrankten von den »Psychopillen« ab – mit nachteiligen Folgen für den Betroffenen. Hier hilft nur, sich gut zu informieren und dann die Betroffenen in ihrer Medikamenteneinnahme zu unterstützen.

Welche zusätzlichen Untersuchungen sind erforderlich?

Vor und während der Behandlung mit Antidepressiva sind Bestimmungen des Blutbildes, der Leberwerte, der Schilddrüsenwerte und bei einer Behandlung mit TZA und einigen SSRI ein EKG (Elektrokardiogramm) zur Untersuchung der Herzfunktion erforderlich.

Medikamentöse Behandlung bei wahnhafter (psychotischer) Depression

Liegt eine wahnhafte Depression vor, so ist sofortige fachärztliche und fast immer eine stationäre Behandlung nötig. Bei dieser schweren Form der Depression ist Suizidalität besonders häufig. Bei der Behandlung werden die oben aufgeführten Antidepressiva eingesetzt, die aber meist mit Psychopharmaka aus einer anderen Gruppe, den Neuroleptika, kombiniert werden. Neuroleptika wirken auf den Botenstoff Dopamin und werden oft im Rahmen anderer psychischer Erkrankungen wie der Schizophrenie eingesetzt. Das wirksamste Verfahren bei wahnhafter Depression ist die Elektrokrampftherapie.

Behandlung älterer Patienten mit Antidepressiva

Auch bei älteren Patienten kann eine Depression mit Antidepressiva gut behandelt werden. Durch die Behandlung mit verschiedenen internistischen Medikamenten und durch das im Alter erhöhte Nebenwirkungsrisiko sowie körperliche Begleiterkrankungen erfordert jedoch die Pharmakotherapie der Depression bei älteren Menschen oft fachärztliches Wissen. Eine konsequente Behandlung der Depression ist aber gerade bei alten Menschen wichtig, da nicht nur die Risiken der Behandlung, sondern auch die der Nichtbehandlung erhöht sind. Gerade alte Menschen, die wegen einer schweren Depression kaum mehr das Bett verlassen, sich nicht mehr richtig ernähren und nicht mehr richtig trinken, geraten schnell in eine lebensbedrohliche Situation. Hier ist dann nicht nur auf eine verlässliche Einnahme der verordneten Antidepressiva, sondern auch auf eine ausreichende Ernährung und regelmäßiges Trinken zu achten.

Bei älteren Menschen sollten alle Dosisänderungen langsamer erfolgen, das heißt, oft wird mit der Hälfte der üblichen Dosis begonnen, langsamer aufdosiert und langsamer wieder abgesetzt. Die optimale Dosis nach der Aufdosierung liegt bei älteren Patienten für einige Antidepressiva niedriger, das gilt jedoch nicht für alle.

Nebenwirkungen beachten

Bei älteren Menschen sind die TZA wegen ihrer Wirkung auf das Herz-Kreislauf-System und anderen Nebenwirkungen oft nicht gut geeignet, sodass meist SSRI oder andere neuere Antidepressiva vorzuziehen sind.

Behandlung bipolarer affektiver Störungen (manisch-depressiver Erkrankungen)

Bei bipolaren affektiven Störungen kommt es sowohl zum Auftreten depressiver als auch manischer Phasen. Hier muss die Behandlung depressiver Episoden mit Antidepressiva vorsichtiger erfolgen, da diese ein Umkippen von einer depressiven in eine manische Phase bewirken können. Diese Gefahr ist unter TZA höher als unter SSRI. Oft werden hier zusätzlich Stimmungsstabilisierer (insbesondere Lithium) und Neuroleptika eingesetzt. Die Behandlung erfordert, auch wegen des Rückfallrisikos, meist fachärztliche Betreuung.

Weitere Medikamente

Es gibt neben den Antidepressiva weitere Medikamente, die nicht selten bei schwererer Depression hilfreich sind, obwohl ihre Hauptwirkung nicht direkt auf Depression ausgerichtet ist.

Beruhigungsmittel (Tranquilizer, Sedativa)

Beruhigungsmittel führen bereits wenige Minuten nach der Einnahme zu Beruhigung und Entspannung; Ängste und Unruhe nehmen ab. Der bekannteste Vertreter ist Valium. Beruhigungsmittel wirken nicht gezielt gegen die depressive Erkrankung, können jedoch bei manchen Patienten zur Linderung von großen Ängsten und von Unruhe eingesetzt werden. Insbesondere wenn die Betroffenen aus Verzweiflung über Suizid nachdenken, kann eine Behandlung mit derartigen Beruhigungsmitteln nötig sein, um die Zeit bis zum Wirkeintritt der Antidepressiva zu überbrücken.

Zurückhaltung bei der Einnahme solcher Sedativa ist besonders dann angebracht, wenn ein Alkoholmissbrauch oder eine Alkoholabhängigkeit vorliegt, da die mit Valium verwandten Beruhigungsmittel ähnlich auf die Hirnfunktion wirken wie Alkohol, und ähnliche Suchtmechanismen am Werke sind.

Neuroleptika

Unter den Neuroleptika werden eine große Zahl verschiedener Substanzen zusammengefasst, die üblicherweise bei schizophrenen Erkrankungen eingesetzt werden. Sie können jedoch auch bei depressiven Patienten hilfreich sein, zum Beispiel um große Unruhe und Angst zu dämpfen. Weiter kommen sie bei schwerer und insbesondere wahnhafter Depression und bei einer Depression im Rahmen von bipolaren affektiven Störungen zum Einsatz.

Rückfallverhütung mit Medikamenten

Die meisten Rückfälle treten während der ersten sechs Monate nach Abschluss der Akutbehandlung auf. Das Risiko eines Rückfalls steigt mit der Anzahl und dem Schweregrad vorausgegangener depressiver Episoden. Bei den bipolaren affektiven Störungen (manisch-depressive Erkrankung) ist das Rückfallrisiko noch größer als bei einer unipolaren Depression.

Das Rückfallrisiko kann deutlich gesenkt werden. Im Folgenden schildern wir die medikamentöse Rückfallverhütung. Ob und inwiefern psychotherapeutische Methoden rückfallverhütend wirken können, lesen Sie im Kapitel »Psychotherapie schützt vor Rückfällen« (Seite 94). Vorschläge zum wichtigen Eigenbeitrag, den Sie selbst leisten können, finden Sie im Selbsthilfe-Teil.

Wenn die Akutbehandlung und die Erhaltungstherapie erfolgreich abgeschlossen sind, sollte besprochen werden, ob in Ihrem Falle eine längerfristige, mehrjährige Rückfallverhütung sinnvoll ist. Es besteht kein Zweifel, dass Menschen, die bereits mehr als eine depressive Episode erlitten haben, ohne Behandlung ein recht hohes Risiko tragen, in den nächsten Jahren weitere depressive Episoden zu erleiden. Dieses Risiko kann durch eine Langzeitbehandlung sehr deutlich gesenkt werden.

Vorsicht, Suchtgefahr!

Beruhigungsmittel können bei längerer Einnahme zur Abhängigkeit führen! Beim Absetzen kann es zu verstärkter Unruhe, Schlaflosigkeit, Ängsten oder einem Spannungsgefühl am ganzen Körper kommen, bei abruptem Absetzen nach langer oder hoch dosierter Einnahme auch zu Verwirrtheitszuständen und epileptischen Anfällen. Besteht eine derartige Abhängigkeit von Beruhigungsmitteln, so ist meist ein Entzug im Rahmen einer stationären Behandlung erforderlich.

Wer sollte langfristig Antidepressiva einnehmen?

Bei der Entscheidung für oder gegen eine langfristige Rückfallverhütung mit Medikamenten müssen die Vor- und Nachteile sorgfältig abgewogen werden. Nachteilig ist die Notwendigkeit einer dauerhaften Einnahme von Antidepressiva, eventuell auch damit verbundene Nebenwirkungen.

Demgegenüber steht die Gefahr einer erneuten depressiven Episode. Es ist insbesondere dann eine rückfallverhütende langfristige Behandlung zu empfehlen, wenn die bereits erlittenen depressiven Episoden sehr schwer, vielleicht lebensgefährlich waren, ihre Behandlung sich schwierig gestaltete und das Risiko des Wiederauftretens relativ hoch ist, da der Betroffene bereits mehrere Rückfälle erlitten hat.

Wie funktioniert die Rückfallverhütung?

Ist die Entscheidung für eine längerfristige Rückfallverhütung gefallen, so wird diese bei Patienten mit unipolarer Depression meist darin bestehen, das Antidepressivum einfach in unveränderter Dosierung weiterzunehmen. Sofern nicht Nebenwirkungen dazu zwingen, sollte die Dosis nicht reduziert werden, da damit auch das Rückfallrisiko steigen würde.

Eine Alternative zur Weiterführung der Medikation mit dem bisherigen Antidepressivum ist die Einnahme von Lithium. Bei der unipolaren Depression ist dies jedoch meist nur die zweite Wahl, da eine Rückfallverhütung mit Lithium aufwendig ist und eine sehr zuverlässige Kooperation zwischen Arzt und Patient erfordert. Da Lithium auch das Suizidrisiko zu senken scheint, kann es jedoch auch bei unipolarer Depression sinnvoll sein.

Bei Patienten mit bipolaren affektiven Störungen sind Antidepressiva zur Rückfallverhütung mit dem Problem verbunden, dass sie das Umkippen von einer depressiven in eine manische Episode bewirken können. Hier ist Lithium oft das Mittel der ersten Wahl zur Rückfallverhütung.

Rückfallverhütung mit Lithium

Für Lithiumsalze (z. B. Quilonum) konnte eine rückfallverhütende Wirkung für Patienten mit bipolaren affektiven Störungen, weniger deutlich für Patienten mit unipolarer Depression belegt werden. Die Behandlung erfordert fachärztliches Wissen und eine enge und zuverlässige Kooperation zwischen dem Patienten und dem Arzt, da sonst die Risiken einer Lithiumbehandlung gegenüber den Vorteilen überwiegen. Die Dosierung wird über die Lithiumspiegel (Konzentration von Lithium im Blut) gesteuert. Dies ist wichtig, da bei zu niedrigen Spiegeln keine Wirksamkeit besteht und bei zu hohen Spiegeln Vergiftungszeichen auftreten.

Insbesondere zu Beginn der Behandlung sind etwa wöchentliche Laborbestimmungen des Lithiumspiegels nötig. Ist der Lithiumspiegel stabil eingestellt, können die Abstände zwischen den Spiegelkontrollen verlängert werden. Die Blutabnahme zur Bestimmung des Lithiumspiegels muss 12 Stunden nach der letzten Einnahme des Lithiums erfolgen, um sicher verwertbar zu sein. Der anzustrebende Bereich des Lithiumspiegels liegt zwischen 0,65 und 0,85 mmol/l. Bei Werten über 1,0 mmol/l ist mit vermehrten Nebenwirkungen und bei Werten über 1,5 mit deutlichen Vergiftungszeichen zu rechnen. Hier muss der Arzt sofort reagieren. Es muss sehr sorgfältig darauf geachtet werden, dass die Lithiumspiegel nicht in toxische Bereiche ansteigen. Das kann durch eine falsche Dosierung von Lithium, durch zu wenig Trinken, durch vermehrtes Schwitzen oder anderen Flüssigkeitsverlust (z. B. bei Fieber), aber auch durch bestimmte Schmerzmittel, entzündungshemmende Mittel und Entwässerungstabletten erfolgen. Zeichen einer Lithiumvergiftung können unter anderem eine verwaschene Sprache, deutliches Zittern der Hände, Durchfall sowie Konzentrationsstörungen sein.

Nebenwirkungen Zu den Nebenwirkungen, die manchmal unter Behandlung mit Lithium auftreten können, zählen u. a. ein Zittern der Hände (»Handtremor«), vermehrtes Wasserlassen und verstärkter Durst (da mehr Flüssigkeit über die Niere ausgeschieden wird), Schilddrüsenunterfunktion, Gewichtszunahme und selten Auslösen oder Verstärken von Hautausschlägen.

Langsames Absetzen Das Absetzen des Lithiums bei einer rückfallverhütenden Behandlung muss über viele Wochen hinweg erfolgen, da sonst ein deutlich erhöhtes Rückfallrisiko besteht. Bitte setzen Sie das Lithium unter keinen Umständen selbstständig, sondern nur nach Rücksprache mit einem Arzt – am besten einem Facharzt – ab.

Lithiumaugmentation Lithium wird nicht nur zur Rückfallverhütung bei Patienten mit bipolaren affektiven Störungen und manchmal auch unipolaren affektiven Erkrankungen eingesetzt, sondern auch zur Akutbehandlung der Manie und bei therapieresistenter Depression im Rahmen einer Lithiumaugmentation. Mit Lithiumaugmentation wird die Zugabe von Lithium zu einer laufenden Behandlung mit einem Antidepressivum bezeichnet, das allein noch nicht gewirkt hat. Häufig ist bei Zugabe des Lithiums nach wenigen Tagen ein Abklingen der depressiven Episode zu beobachten.

Das Suizidrisiko wird vermutlich gesenkt
Für Lithium gibt es zahlreiche Hinweise, dass es das Risiko suizidaler Handlungen senkt. In mehreren Studien und Langzeitbeobachtungen wurde ein niedrigeres Suizidrisiko bei mit Lithium gegenüber nicht mit Lithium behandelten Patienten gefunden. Auch wenn diese antisui-

zidale Wirkung des Lithiums noch nicht ganz gesichert ist, so spricht bereits jetzt einiges dafür, dass bei deutlich suizidgefährdeten Patienten mit rezidivierender Depression die Möglichkeit einer Langzeitbehandlung mit Lithium in Betracht gezogen werden sollte.

Medikamente plus Psychotherapie?

Ob und in welcher Weise medikamentöse und psychotherapeutische Behandlung kombiniert werden, muss bei jedem einzelnen Betroffenen erneut sorgfältig abgewogen werden. Nicht immer ist eine Kombination nötig und der beste Weg. Hinsichtlich der Behandlung einer akuten depressiven Episode gibt es einige wissenschaftliche Belege, dass eine Kombination der beiden Behandlungsansätze einer Behandlung nur mit einem der beiden überlegen ist. Bei leichterer Depression kann eine alleinige Psychotherapie ausreichend sein.

Bei mittelschwerer und schwerer Depression steht oft die Pharmakotherapie im Zentrum, insbesondere in der akuten depressiven Episode. Bei schwerer Depression sind viele Betroffene gar nicht in der Lage, sich aktiv an einer Verhaltenstherapie zu beteiligen und würden dies nur als zusätzliche quälende Belastung erleben.

Nach teilweisem Abklingen der depressiven Episode kann dann aber auch bei diesen Patienten zur Akutbehandlung und Rückfallverhütung eine Psychotherapie zusätzlich zur Pharmakotherapie empfehlenswert sein.

Die kombinierte Therapie erscheint auch dann sinnvoll, wenn nach Abklingen der depressiven Episode weiterhin massive zwischenmenschliche Konflikte bestehen oder der Patient sich durch bestimmte Verhaltensgewohnheiten immer wieder in Überlastungssituationen bringt. Auch Patienten, bei denen unter einer Pharmakotherapie die Depression nur teilweise abgeklungen ist, profitieren besonders von einer zusätzlichen Psychotherapie.

Es gibt sehr wirksame Medikamente gegen Depression. Doch diese Antidepressiva helfen nicht sofort. Die spürbare Besserung tritt meist erst nach 2–4 Wochen der Einnahme auf. Keine Sorge, Antidepressiva machen nicht süchtig!

Psychotherapie

Der Erfolg einer Psychotherapie hängt von der richtigen Methode sowie auch ganz entscheidend von der vertrauensvollen therapeutischen Beziehung sowie Ihrer Mitarbeit ab.

Es steht eine sehr große Zahl psychotherapeutischer Verfahren zur Verfügung, die sich in ihren theoretischen Grundannahmen, dem praktischen Vorgehen und auch den Behandlungszielen unterscheiden. Für viele der angebotenen Verfahren liegen keine ausreichenden Wirksamkeitsbelege vor, sodass sie in Deutschland nicht von den Krankenkassen erstattet werden. Im Folgenden wird auf die Verfahren mit den besten Wirksamkeitsbelegen eingegangen, deren Kosten von den Kassen übernommen werden.

Die passende Psychotherapie finden

Wann ist mit einer Besserung zu rechnen?

Bereits eine medikamentöse Behandlung erfordert von den Betroffenen Geduld.

Bei der Psychotherapie kommt es entscheidend auf Ihre Mitarbeit und Motivation an. Der Psychotherapeut unterstützt Sie und leitet Sie an, doch die nötigen Veränderungsschritte kann er nicht für Sie tun.

Erstgespräch und Probesitzungen

Wenn Sie sich für einen Psychotherapeuten mit Kassenzulassung entschieden haben, finden im Anschluss an mögliche psychotherapeutische Sprechstunden und vor Beginn einer Einzel- oder Gruppentherapie mindestens zwei und höchstens vier Probesitzungen (»probatorische Sitzungen«) statt. In dieser Zeit verschafft sich der Psychotherapeut ein genaues Bild über Ihre Beschwerden. Außerdem klärt er mit Ihnen ab, welches Therapieverfahren für Sie am besten geeignet ist und wie die Behandlung konkret aussehen soll. Sie entscheiden dann, ob Sie die Therapie fortsetzen oder lieber zu einem anderen Psychotherapeuten wechseln möchten. In diesem Fall müssen Sie allerdings erneut mit Wartezeiten rechnen und inhaltlich wieder von vorne beginnen.

Im Rahmen einer psychotherapeutischen Behandlung ist in der Regel ein noch längerer Atem nötig. Es kann sein, dass Sie sich bereits nach wenigen Sitzungen deutlich besser fühlen. Ebenso kann es aber sein, dass Sie zunächst keine Besserung bemerken. Dies muss aber nicht heißen, dass Ihre Therapie zum Scheitern verurteilt ist. Bedenklich wird es allerdings, wenn Ihre Beschwerden nach etwa einem halben Jahr psychotherapeutischer Behandlung immer noch unverändert bestehen. In diesem Fall sinkt die Wahrscheinlichkeit, dass sich Ihr Befinden im weiteren Therapieverlauf noch deutlich bessert.

Haben Sie dagegen schon einige Teilerfolge erzielt, aber Ihr persönliches Therapieziel noch nicht erreicht, stehen die Chancen auf weitere Erfolge durch eine Fortführung der Behandlung gut.

Bitte lassen Sie sich von dem manchmal steinig erscheinenden Weg einer psychotherapeutischen Behandlung nicht abschrecken. In vielen Fällen wachsen Mut und Zuversicht auch mit den Fortschritten, die Sie in der Therapie erzielen.

Wer trägt die Kosten?

In Deutschland übernehmen die gesetzlichen Krankenkassen im Rahmen einer ambulanten Psychotherapie die anfallenden Behandlungskosten von solchen Verfahren, die zu den »Richtlinienverfahren« zählen. Konkret sind das die Verhaltenstherapie und die psychodynamischen Therapien (psychoanalytische Kurzzeittherapie, tiefenpsychologisch fundierte Psychotherapie und die Psychoanalyse). Für erwachsene Betroffene ist seit Ende 2018 auch die systemische Therapie als Richtlinienverfahren anerkannt und die Leistungen können seit Mitte 2020 über die gesetzlichen Krankenkassen abgerechnet werden.

Ihre Krankenkasse übernimmt die Kosten aber nur dann, wenn der Psychotherapeut eine Kassenzulassung für das jeweilige Richtlinienverfahren besitzt. Diese Kassenzulassung berechtigt ihn oder sie, die Leistungen direkt mit den Krankenkassen abzurechnen (Informationen dazu finden Sie in der Tabelle, Seite 83). Andere Verfahren wie die Gesprächspsychotherapie (GPT) oder die interpersonelle Therapie (IPT) sind im Rahmen einer ambulanten Behandlung von den gesetzlichen Kassen nicht erstattungsfähig und müssten aus eigener Tasche bezahlt werden. Einige private Krankenkassen übernehmen auch diese Kosten. Wichtig ist, dass Sie die Übernahme der anfallenden Kosten vor Behandlungsbeginn mit Ihrer Krankenkasse abklären. Ihr Psychotherapeut kann Sie hier unterstützen und Ihnen die eventuell erforderlichen Unterlagen zur Verfügung stellen.

Im Rahmen einer stationären Behandlung können und werden neben den Richtlinienverfahren oft noch weitere Psychotherapieverfahren wie die Gesprächspsychotherapie eingesetzt. Die Kosten dafür werden von den Krankenkassen über die bezahlte Fallpauschale getragen und müssen vom Patienten nicht zusätzlich bezahlt werden. Dies gilt auch für ergänzende Behandlungsangebote wie Psychoedukation, Ergotherapie, Kunst- und Gestaltungstherapie oder Achtsamkeitsverfahren und Entspannungstechniken.

Kurzzeit- versus Langzeittherapie

Seit Erlass der neuen Psychotherapie-Richtlinie umfasst die Kurzzeittherapie bis zu 24 Stunden, die in zwei Schritten zu je 12 Stunden bei der Krankenkasse beantragt wird. Im Falle einer Langzeittherapie kann jetzt bereits bei der ersten Verlängerung die Höchstzahl an Therapiestunden angefordert werden.

Wirksam: kognitive Verhaltenstherapie

Die (kognitive) Verhaltenstherapie (KVT) ist das psychotherapeutische Verfahren mit den mit Abstand besten Wirksamkeitsbelegen bei der Behandlung einer Depression. Sie zählt zu den Richtlinienverfahren, die auch bei ambulanter Therapie sowohl von den gesetzlichen Krankenkassen als auch von den privaten Kassen, sofern diese Leistungen mitversichert wurden, bezahlt wird.

Die Grundlagen der Verhaltenstherapie

Die Verhaltenstherapie beruht auf der Lerntheorie und konzentriert sich auf

Psychotherapieverfahren, die im ambulanten Rahmen von den gesetzlichen Krankenkassen bezahlt werden.

	kognitive Verhaltenstherapie	**systemische Therapie**	**tiefenpsychologisch fundierte Therapie**	**Psychoanalyse**
Behandlungsfokus	• erlerntes Verhalten • Kognitionen • Einstellungen	• Beziehungsmuster, vor allem innerhalb der Familie	• aktuelle psychische Konflikte	• Dynamik unbewusster psychischer Kräfte
Vorgehen	• Einzel- oder Gruppensitzungen • gegenwartsorientiert • klar strukturiert	• Familien-, Gruppen- oder Einzelsitzungen	• je nach Verfahren Einzel- oder Gruppensitzungen	• Einzelsitzungen • Patient liegt auf Couch • Thematisierung früher Erinnerungen • wenig strukturiert
Dauer der Behandlung	• 1–2-mal pro Woche • gegen Therapieende häufig größere Zeitabstände • Obergrenze: 60–80 Einzel- oder Gruppensitzungen	• meist alle 2–4 Wochen • Obergrenze: 48 Einzel- oder Gruppensitzungen	• 1–2-mal pro Woche • im Durchschnitt 60 Sitzungen • Obergrenze: 60–100 Einzelsitzungen oder 60–80 Gruppensitzungen	• oft über Jahre mehrere Sitzungen pro Woche • Obergrenze: 300 Einzelsitzungen, 150 Gruppensitzungen
Wirksamkeit bei Depression	• sehr gut belegt	• zugelassen auf der Basis von Wirksamkeitsstudien	• Wirksamkeit vorwiegend bei gleichzeitig bestehenden Persönlichkeitsstörungen belegt	• keine wissenschaftlich überzeugenden Wirksamkeitsbelege

das nach außen sichtbare Verhalten des Betroffenen und den damit zusammenhängenden Auswirkungen. Für Verhaltenstherapeuten ist eine Depression das Ergebnis ungünstiger Lernprozesse auf der Ebene des Verhaltens (Verstärker-Verlust-Modell) beziehungsweise des Denkens (Modell der erlernten Hilflosigkeit; kognitives Modell).

Verstärker-Verlust-Modell. Dieses Modell geht davon aus, dass eine Depression

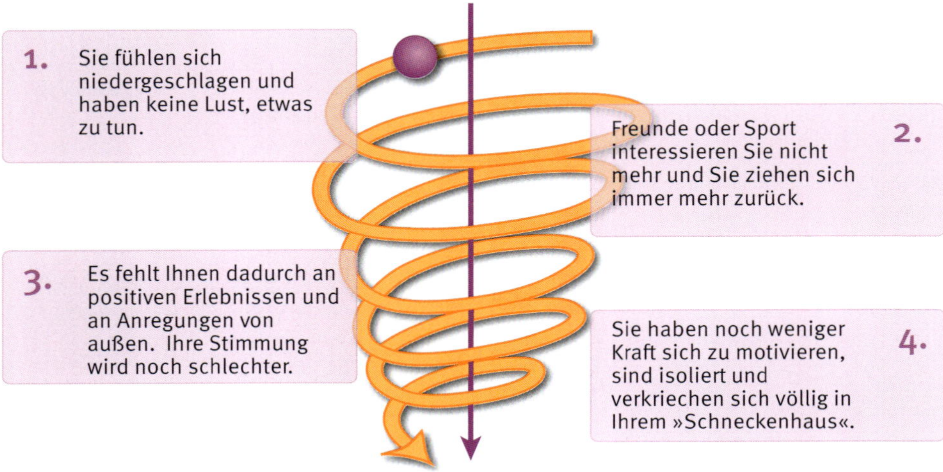

Niedergeschlagenheit und Rückzug können in eine abwärts gerichtete Depressionsspirale führen (nach Prof. Martin Hautzinger).

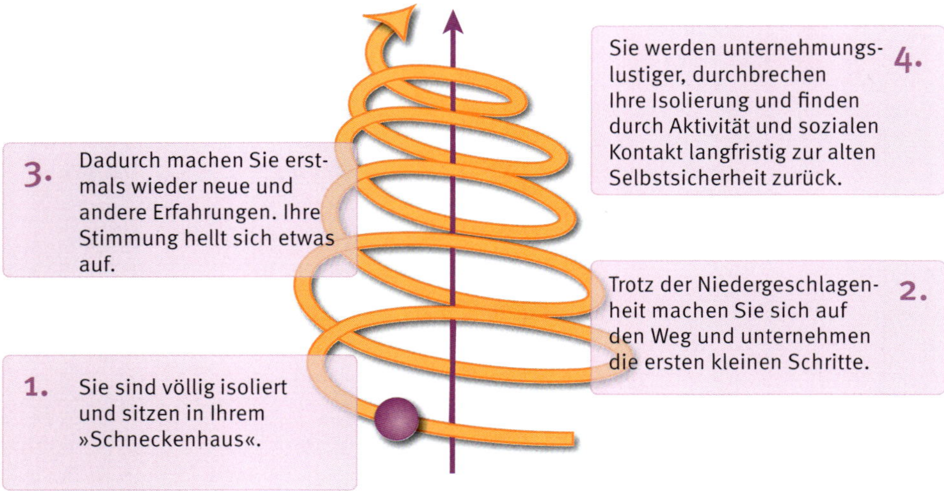

Sich trotz Niedergeschlagenheit auf den Weg zu machen und bewusst kleine Schritte zu unternehmen, die die Stimmung aufhellen, führt aufwärts in der Depressionsspirale (nach Prof. Martin Hautzinger).

durch zu wenig »positive Verstärkung« ausgelöst werden kann. Demnach mangelt es depressiven Menschen an angenehmen Erfahrungen und Erlebnissen – vor allem im zwischenmenschlichen Bereich. Dadurch, dass bestimmte Verhaltensweisen (z. B. auf andere Menschen zugehen und mit ihnen reden) immer seltener »belohnt« werden – also zu positiven Erlebnissen führen –, werden sie immer mehr reduziert und verschwinden schließlich ganz. Auf diese Weise gerät der Betroffene in einen Teufelskreis, der ihn immer passiver und unglücklicher werden lässt.

Ein Ziel der Verhaltenstherapie ist es nun, die Zahl der angenehmen Aktivitäten systematisch zu erhöhen. Dadurch lernt der Betroffene Verhaltensweisen, für die er höchstwahrscheinlich belohnt wird. Gleichzeitig verbessern sich seine sozialen Fertigkeiten und er wird selbstsicherer.

Modell der erlernten Hilflosigkeit Auch das »Modell der erlernten Hilflosigkeit« sieht eine Depression als Folge eines verhängnisvollen Lernprozesses. Im Laufe seines Lebens hat ein Depressiver gelernt, dass alle Anstrengungen anscheinend vergeblich sind. Er fühlt sich somit den Launen des Schicksals schutzlos ausgeliefert und verliert zunehmend die Lust, sein Leben aktiv zu gestalten. Dadurch wird er immer passiver und anfälliger für depressive Erkrankungen.

Kognitives Modell Im Zuge der Weiterentwicklung der Verhaltenstherapie wurden in den vergangenen Jahrzehnten neben dem sichtbaren Verhalten auch nicht direkt beobachtbare psychische Abläufe (Kognitionen) mit in die Behandlung aufgenommen. Der Begriff »Kognition« (lateinisch: cognoscere = erkennen) umfasst alle Prozesse des Wahrnehmens, Erkennens, Begreifens, Urteilens und Rückschließens. Diese sogenannte »kognitive Wende« führte dazu, dass die Verhaltenstherapeuten von da an größeren Wert auf innere (geistig-seelische) Erfahrungen wie Gedanken, Gefühle, Wünsche und Einstellungen legten. Nach Auffassung der kognitiven Verhaltenstherapeuten sind es weniger die unerwünschten Ereignisse, die depressiv machen (z. B. Verlassenwerden durch den Partner), sondern die Wahrnehmung, Verarbeitung und vor allem die Bewertung dieser Situation durch den Betroffenen (»Kein Wunder, dass er mich verlassen hat, ich bin es ja auch nicht wert geliebt zu werden!«).

Unser Denken, Handeln und Fühlen beeinflusst sich gegenseitig.

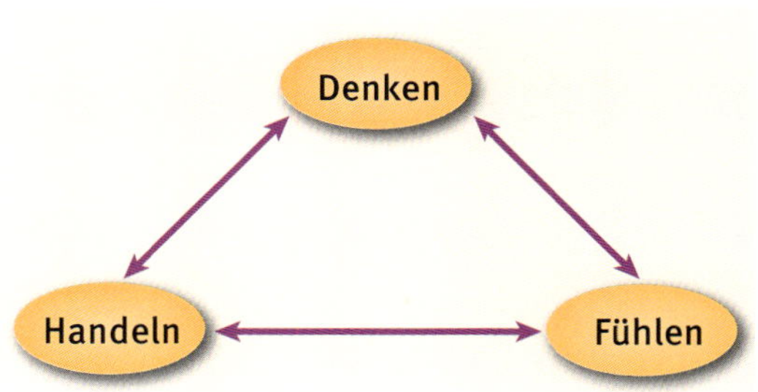

Negative Bewertungen Charakteristisch für depressive Menschen ist demnach, dass sie grundsätzlich sich selbst die Schuld für negative Ereignisse geben und ihre gegenwärtige Lebenssituation sowie ihre Zukunftsaussichten äußerst und unveränderlich pessimistisch einschätzen. Bestimmen diese negativen Gedanken den Alltag des Betroffenen, werden gegenteilige positive Erfahrungen verhindert. Der Betroffene bleibt in seinen negativen Gedankenstrukturen gefangen.

Negatives Denken bedrückt Kognitive Verhaltenstherapeuten gehen von einer engen Verbindung zwischen dem menschlichen Denken, Fühlen und Handeln aus. Entsprechend können sich die negativen Denkmuster eines depressiven Menschen auf der Gefühlsebene zum Beispiel durch Niedergeschlagenheit und auf der Handlungsebene durch Antriebsschwäche ausdrücken.

In der Therapie wird der Betroffene dabei unterstützt, seine depressiv machenden Gedanken, Gefühle und Verhaltensweisen entsprechend zu verändern.

Welche Ziele werden verfolgt?

Bei der Depressionsbehandlung im Rahmen einer kognitiven Verhaltenstherapie (KVT) werden unter anderem die folgenden drei übergeordneten Ziele verfolgt:

- Sie werden dabei unterstützt, wieder aktiver zu werden und auch angenehme Aktivitäten zu planen.
- Ihr Verhalten im Umgang mit anderen Menschen – z. B. gegenüber Ihrem

Beispiel: negative Denkmuster überprüfen

Situation
»Mein Chef hat mich für morgen früh zu einer Unterredung in sein Büro gebeten.«
Gefühl
»Angst, innere Unruhe, kann mich nicht mehr konzentrieren.«
Automatischer Gedanke
»Ich habe bestimmt wieder etwas falsch gemacht – wie immer. Bestimmt werde ich wieder gekündigt! Was wird dann aus meiner Familie?«
Rationalerer Gedanke
»In der letzten Zeit ist vieles gut gelaufen, und ich habe eigentlich das meiste geschafft, was ich mir vorgenommen habe. Natürlich mache ich gelegentlich auch mal Fehler, aber das ist bei allen Mitarbeitern so. Dass ich jetzt aufgeregt bin, ist normal. Ich werde mir in aller Ruhe anhören, was der Chef mit mir besprechen will.
Ergebnis
Immer noch angespannt – aber schon wesentlich ruhiger.

Psychotherapie in der Gruppe

Die meisten Psychotherapien finden in Einzelsitzungen statt. Inzwischen belegen aber zahlreiche Studien auch die Wirksamkeit von Gruppentherapien bei Depression und sie werden häufiger angeboten. Seit Sommer 2021 können Gruppentherapien von zwei Psychotherapeuten zusammen durchgeführt und von Interessenten ausprobiert werden. Sie können an bis zu vier Sitzungen (zu 100 Minuten) oder acht Sitzungen (zu 50 Minuten) teilnehmen und prüfen, ob Sie mit dem Austausch und den Übungen in der Gruppe gut zurechtkommen. Für diese »gruppenpsychotherapeutische Grundversorgung« muss kein Antrag bei Ihrer Krankenkasse gestellt werden.

Partner, Freunden, aber auch fremden Personen – soll verbessert werden mit dem Ziel, Ihr soziales Netz zu stärken.

- Sie lernen, ungünstige Einstellungen und Überzeugungen, wie beispielsweise automatische pessimistische Schlussfolgerungen (»Was schiefgehen kann, geht bei mir auch schief.«), durch besser geeignete Alternativen zu ersetzen. Im Sinne einer »Hilfe zur Selbsthilfe« lernen Sie, nach und nach mehr Verantwortung für sich und Ihr Leben zu übernehmen und auftauchende Probleme und Krisen schließlich allein zu bewältigen. Auf diese Weise soll das Rückfallrisiko nach Ende der Therapie verringert werden.

Lohnt sich für mich eine kognitive Verhaltenstherapie?

Eine Depressionsbehandlung mit Antidepressiva ist sinnvoll und speziell bei schweren Formen der Depression sogar Voraussetzung für eine psychotherapeutische Behandlung. Im Rahmen einer Verhaltenstherapie können Sie jedoch darüber hinausgehend lernen, langfristig und ohne fremde Unterstützung gegen depressiv machende Verhaltensweisen und Gedanken anzukämpfen. Die Therapiefortschritte werden Ihr Vertrauen in Ihre Fähigkeiten stärken, die Depression aushalten und überwinden zu können. Insbesondere können Sie lernen, wie Sie zukünftig kritische Situationen wie beispielsweise akute Überforderungen frühzeitig erkennen und so das Risiko, erneut zu erkranken, reduzieren können.

Einzel- oder Gruppentherapie?

Die KVT kann sowohl als Einzel- als auch als Gruppentherapie durchgeführt werden. Inhaltlich werden hier im Prinzip die gleichen Verfahren und Techniken eingesetzt und eingeübt. Beide Settings haben ihre Vor- und Nachteile. Gruppen-

Depressive Denkmuster bekämpfen

Ein zentrales Ziel der KVT besteht in der Veränderung eingefahrener negativer Denkmuster. Dieses Beispiel veranschaulicht, wie die konkreten Therapieschritte dazu aussehen könnten.

Da jede Behandlung individuell verläuft, wird Ihre Therapie natürlich nicht genauso ablaufen. Aber das Beispiel verdeutlicht gut, worum es in der KVT eigentlich geht.

Der 39-jährige Johannes L. (verheiratet, kinderlos) hat vor einiger Zeit unerwartet seinen Arbeitsplatz als technischer Sachbearbeiter in einer kleinen Firma verloren. Nach einigen erfolglosen Bewerbungen erhielt er schließlich ein neues Jobangebot, das jedoch den Umzug in eine andere Stadt erforderlich machte. Johannes fühlte sich an seinem neuen Arbeitsplatz von Anfang an nicht sehr wohl. Als besonders schwierig empfand er den Umgang mit den Kollegen. Er hatte das Gefühl, dass sie ihn meiden und sich hinter seinem Rücken über ihn lustig machen.

Johannes beginnt daraufhin viel über sein eigenes Verhalten und seine Fehler in der Vergangenheit zu grübeln. Er fühlt sich zunehmend erschöpft und vernachlässigt seine Freunde und Hobbys. Auch von seiner Frau zieht er sich immer mehr zurück. Als er sich – nicht zuletzt auf ihr Drängen hin – für eine psychotherapeutische Behandlung entscheidet, fühlt er sich hoffnungslos, niedergeschlagen und stark erschöpft. Zudem ist er unsicher, ob eine Psychotherapie ihm tatsächlich helfen kann.

1. Phase: Kennenlernen und informieren

Zu Beginn der KVT bittet der Psychotherapeut Johannes darum, die für ihn besonders belastenden Auswirkungen und Gefühle seiner Erkrankung ausführlich zu beschreiben. Johannes ist beruhigt, dass der Therapeut sich mit der Depression offenbar gut auskennt und seine Situation von anderen Patienten her zu kennen scheint. Darüber hinaus erklärt er ihm, was eine Depression genau ist und wie die Bausteine und Ziele einer KVT aussehen.

Dadurch wird er mehr zu einem Experten in eigener Sache.

Einige Aussagen seines Therapeuten empfindet Johannes als besonders hilfreich:

- Eine Depression ist eine äußerst unangenehme Erkrankung, die nicht ernst genug genommen werden kann. Sie führt aber nicht dazu, dass Sie »verrückt werden« oder den »Verstand verlieren«.
- Sie haben einfach das Pech, an einer Depression erkrankt zu sein, und sind deswegen nicht etwa willensschwach, unfähig oder schlecht. Sobald Ihre Krankheit erfolgreich behandelt wurde, verschwinden auch die Krankheitsanzeichen wie Antriebsschwäche oder Konzentrationsprobleme wieder.
- Auch wenn Sie hoffnungslos sind: Viele andere depressiv erkrankte Menschen mussten Ähnliches durchleiden und konnten dennoch die Depression überwinden und wieder ein befriedigendes Leben führen.
- Depression ist eine gut behandelbare Erkrankung und die kognitive Verhaltenstherapie ist ein wirksames Behandlungsverfahren.

2. Phase: Der Zusammenhang von Denken, Fühlen, Handeln

In der zweiten Phase seiner Psychotherapie beschäftigt sich Johannes mit dem Zusammenhang zwischen seinem Denken, Fühlen und Handeln. Er erkennt, wie sich sein negatives Selbstbild (»Ich bin ein kompletter Versager.«) konkret auf sein Verhalten auswirkt (»Am besten bleibe ich wieder das ganze Wochenende im Bett liegen. Dann kann ich wenigstens nichts falsch machen!«). Darüber hinaus merkt Johannes zunehmend besser, in welchen Situationen er zu grübeln beginnt und sich dann immer wieder gedanklich und ohne Ergebnis im Kreis dreht (»Gedankenkarussell«). Er versucht sich dann gezielt abzulenken und beispielsweise erst wieder ins Bett zu gehen, wenn er sich wirklich müde fühlt.

3. Phase: Den Alltag in den Griff bekommen

In der dritten Phase lernt Johannes die »Erfolg-Vergnügen-Technik« als alternatives Denk- und Wahrnehmungsmodell kennen. Hierzu erstellt er einen detaillierten Wochenplan, in dem er gezielt angenehme (»Vergnügen«) und herausfordernde (»Erfolg«) Aktivitäten einplant. Der Therapeut bereitet ihn darauf vor, dass er möglicherweise zu Beginn der Aktivitätenplanung wenig bis gar kein »Vergnügen« empfinden wird, und empfiehlt für diesen Fall zunächst neutrale und leicht zu bewältigende Routineaufgaben.

4. Phase: Wieder Kontakte knüpfen und pflegen

In der vierten Therapiephase der Psychotherapie beschäftigt sich Johannes mit seinen sozialen Kontakten und den damit verbundenen Schwierigkeiten. Unter anderem üben er und sein Therapeut für ihn schwierige Situationen – wie etwa Kritik sachlich und angemessen zu äußern oder Nein zu sagen – in Rollenspielen ein.

5. Phase: Pessimistische Denkmuster überwinden

In der fünften und letzten Therapiephase lernt Johannes unter anderem mithilfe von Selbstbeobachtungsübungen, eingefahrene negative Denkmuster in seinem Alltag zu entdecken. Er übt, diese zu überprüfen und möglichst durch besser geeignete Alternativen zu ersetzen.

Sich fordern, aber nicht überfordern

Idealerweise achtet Ihr Psychotherapeut gemeinsam mit Ihnen darauf, dass Sie sich durch die Therapie nicht zu viel, aber auch nicht zu wenig gefordert fühlen. Sollten Sie jedoch das Gefühl haben, dass Sie und Ihr Psychotherapeut einfach keinen Draht zueinanderfinden, fühlen Sie sich missverstanden oder schlecht betreut, sollten Sie über einen Wechsel Ihres Therapeuten nachdenken. Dies sollte möglichst innerhalb der ersten fünf probatorischen Sitzungen passieren, die genau dem Zweck dienen, dass sowohl Klient als auch Therapeut herausfinden können, ob die Chemie zwischen ihnen stimmt und sie vertrauensvoll zusammenarbeiten können. Wechseln Sie erst später, übernimmt Ihre Krankenkasse möglicherweise die Kosten für eine weitere Behandlung nicht mehr.

therapien werden von Psychotherapiepraxen allerdings eher sehr selten angeboten und finden mehr im stationären Bereich statt. Während sich in der Einzeltherapie jeweils ein Psychotherapeut mit einem Betroffenen beschäftigt, teilen sich in der Gruppentherapie ca. vier bis acht Teilnehmer einen oder zwei Therapeuten.

Eine einzeltherapeutische ambulante Verhaltenstherapie zur Behandlung einer Depression umfasst für leichte bis mittelschwere Depression eine durchschnittliche Behandlungsdauer von 16 bis 30 Sitzungen in wöchentlichem Abstand – bei Bedarf auch mehr. Handelt es sich um eine schwerere Form der Depression, so sind über einen Zeitraum von mindestens vier bis fünf Wochen zwei Sitzungen pro Woche empfehlenswert.

Der Vorteil einer Einzeltherapie ist, dass sich der Therapeut ganz auf die Bedürfnisse seines Patienten einstellen kann. Eine Gruppentherapie hat den Vorteil, dass der Betroffene in einem geschützten Rahmen neue Verhaltensweisen und deren Wirkung auf die Umwelt ausprobieren kann.

Systemische Therapie: Beziehungen im Fokus

Die systemische Therapie hat sich in den 1950er-Jahren aus der Arbeit mit Familien entwickelt. Es handelt sich um ein vergleichsweise kurzzeittherapeutisches Verfahren, welches die Beziehungsmuster in bestehenden Systemen – wie beispielsweise innerhalb der Familie oder am Arbeitsplatz – in den Fokus nimmt. Ärztlicher oder psychologischer Psychotherapeut und Klient schauen gemeinsam, welche Prozesse die Depression in dem System aufrecht halten und welche Zwecke die Erkrankung erfüllt. Die Betroffenen werden hierbei als Symptomträger für ein aus dem Gleichgewicht geratenes Gesamtsystem gesehen. Die Erkrankung stellt zum Zeitpunkt des Therapiebeginns die bestmögliche Lösung für das System in einer Konfliktsituation dar.

Die systemische Therapie soll dem Klienten helfen, seine zur Verfügung stehenden Lösungsmöglichkeiten zu erweitern und sein Leben wieder aktiv zu gestalten. Hierfür wird unter anderem auf eine Stärkung der Selbstbefähigung (Empowerment) sowie eine Aktivierung von Kraftquellen (Ressourcen) und eine Konzentration auf mögliche Problemlösungen gesetzt. Bei Bedarf werden auch Angehörige oder andere Personen einbezogen.

Die systemische Therapie als Krankenkassenleistung beginnt mit einer möglichst präzisen Auftragsklärung. Angestrebt werden wenige Termine pro Therapie mit möglichst großen zeitlichen Abständen zwischen den einzelnen Sitzungen. In der Zwischenzeit soll der Klient seine neuen Erkenntnisse aus den Sitzungen im Alltag ausprobieren.

Voraussetzung für die Kostenübernahme durch die gesetzlichen Krankenkassen ist, dass die systemische Therapie von ärztlichen oder psychologischen Psychotherapeuten mit entsprechender Weiterbildung als Kurzzeittherapie für zweimal zwölf Therapiestunden angeboten wird. Als Langzeittherapie kann sie maximal 48 Sitzungen umfassen.

Psychoanalyse: nicht die erste Wahl bei Depression

Begründer der Psychoanalyse war der bekannte Wiener Arzt Sigmund Freud (1856–1939). Laut Freud werden das Erleben und Verhalten von Menschen vor allem durch unbewusste innere Kräfte und Konflikte bestimmt. Die Wurzeln dieser Konflikte und der daraus resultierenden psychischen Störungen werden oft in traumatischen Erfahrungen der frühen Kindheit gesehen, die von den Betroffenen ins Unbewusste verdrängt wurden. Mit der Psychoanalyse ist ein komplexes Theoriegebäude und ein besonders hoher Anspruch verknüpft. Durch das Therapieverfahren sollen tiefgreifende und dauerhafte Persönlichkeitsveränderungen erreicht werden, die zu einer vollständigen Heilung der jeweiligen Störung führen. Lange Zeit wurde deshalb die Auffassung vertreten, dass leichtere Formen psychischer Erkrankungen verhaltenstherapeutisch und schwerere Formen psychoanalytisch behandelt werden sollten. Diese These ist in der Zwischenzeit widerlegt worden.

Psychoanalyse versus Verhaltenstherapie

Für die Akutbehandlung einer schwereren depressiven Störung ist die Psychoanalyse weniger geeignet, da die Wirksamkeitsbelege weniger klar als bei der kognitiven Verhaltenstherapie sind und Nebenwirkungen, wie beispielsweise Retraumatisierungen bei Besprechung negativer Lebensereignisse oder psychische Abhängigkeitsentwicklungen, kaum untersucht wurden.

Die Psychoanalyse gehört ebenfalls zu den Richtlinienverfahren, die auch in ambulanter Therapie von gesetzlichen Krankenkassen bezahlt werden. Die Wirksamkeitsbelege für die Akutbehandlung einer Depression sind jedoch im Vergleich zur KVT weniger überzeugend.

Kontrovers diskutiert wird auch, ob mithilfe der Psychoanalyse Rückfälle vermieden werden können. Bislang sind mögliche Risiken einer Psychoanalyse – wie das Auslösen von Suizidalität oder eine zunehmende Unselbstständigkeit des Klienten – nicht hinreichend untersucht worden.

Kürzere psychodynamische Therapien

Die psychodynamische Therapie gehört ebenfalls zu den Richtlinienverfahren und die anfallenden Kosten werden im Rahmen einer ambulanten Behandlung von den gesetzlichen Krankenkassen übernommen.

Psychoanalytische Kurzzeittherapie

Die psychoanalytische Kurzzeittherapie wird auch »Fokaltherapie« (fokal = einen Brennpunkt beziehungsweise Krankheitsherd betreffend) genannt. Der Betroffene und sein Psychotherapeut konzentrieren sich im Rahmen der Behandlung auf einen hauptsächlich vorherrschenden Konflikt, der als Auslöser der Erkrankung angenommen wird. Das können zum Beispiel als sehr belastend empfundene Probleme in der Familie oder am Arbeitsplatz sein.

Die Kurzzeittherapie dauert mit maximal 30 Sitzungen nur wenige Monate. Sehr kurze Therapien mit unter 12 Sitzungen haben sich allerdings als wenig hilfreich entpuppt. Die Kurzzeittherapie hat sich bewährt, wenn der oder die Depressive zusätzlich unter sogenannten Persönlichkeitsstörungen leidet, zum Beispiel sehr selbstunsicher beziehungsweise zwanghaft ist oder zu abhängigen Beziehungen neigt.

Tiefenpsychologisch fundierte Psychotherapie

Bei der tiefenpsychologisch fundierten Psychotherapie handelt es sich um einen Sammelbegriff für verschiedene Therapieverfahren, die allesamt eine Weiterentwicklung der klassischen Psychoanalyse darstellen. In Abgrenzung zur Psychoanalyse finden die Sitzungen nicht im Liegen, sondern im Sitzen statt, wodurch eine normale Gesprächssituation zwischen dem Therapeuten und seinem Patienten entsteht. Im Zentrum der Behandlung stehen zudem überwiegend aktuelle psychische Konflikte. Auch hier sind die Wirksamkeitsbelege weniger überzeugend als die für die KVT.

Weitere Psychotherapieverfahren

Es gibt Psychotherapieverfahren, die eigens zur Behandlung von Depressionen entwickelt wurden, jedoch nicht zu den Richtlinienverfahren gehören. Die Kosten werden deshalb im ambulanten Rahmen nicht oder nur unter bestimmten Bedingungen (CBASP, Seite 94) von den gesetzlichen Krankenkassen übernommen. Im Rahmen einer stationären Behandlung sind diese Verfahren in der Fallpauschale enthalten und es entstehen keine zusätzlichen Kosten. Sind Sie privat versichert oder verfügen über eine entsprechende private Zusatzversicherung, so klären Sie die Kostenübernahme bitte vor Behandlungsbeginn mit Ihrer Krankenkasse ab.

Gegen chronische Depression

Das Cognitive Behavioral Analysis System for Psychotherapy (CBASP) wurde speziell zur Behandlung chronischer Depression entwickelt. Es profitieren vor allem Menschen von dieser Behandlung, deren Depression in jungem Alter beginnt und chronisch verläuft. Das Verfahren lässt sich keiner einzelnen psychotherapeutischen Richtung zuordnen, da es sowohl kognitive als auch das Verhalten und das Zwischenmenschliche betreffende sowie psychodynamische Anteile enthält.

Im Unterschied zu den kognitiven Therapieansätzen ist es stark strukturiert und daher unter Umständen auch für schwer depressive Patienten geeignet. Mithilfe der CBASP sollen die Patienten lernen, ihre Probleme im zwischenmenschlichen Bereich zu erkennen und zu überwinden.

Zu den wichtigsten Techniken zählt hierbei die Situationsanalyse. Mit ihrer Hilfe lernt der Betroffene im Laufe der Therapie Zusammenhänge zwischen seinem eigenen Denken und Verhalten sowie den daraus erwachsenden Konsequenzen zu erkennen und in erwünschter Weise zu verändern. Interpersonelle Techniken sollen ihn zudem dabei unterstützen, ungünstige (»dysfunktionale«) Beziehungsmuster aufzudecken, die er in der Vergangenheit mit wichtigen Bezugspersonen gesammelt hat. Die vertrauensvolle und stabile Beziehung zu dem behandelnden Psychotherapeuten soll es dem Patienten ermöglichen, positive Beziehungserfahrungen zu sammeln und dieses Erleben dann auch auf andere Beziehungen in seinem Umfeld zu übertragen. Hierdurch sollen neue emotionale Erfahrungen ermöglicht werden.

Abrechnung über die Krankenkasse

Für sich genommen ist CBASP kein Richtlinienverfahren und wird somit im ambulanten Setting auch nicht von den Krankenkassen bezahlt. Allerdings können entsprechend weitergebildete Psychotherapeuten mit einer Kassenzulassung CBASP als Variante des angebotenen Richtlinienverfahrens – beispielsweise der Verhaltenstherapie – einsetzen und auf diesem Wege dann auch mit den Krankenkassen abrechnen.

Psychotherapie schützt vor Rückfällen

Insbesondere die kognitive Verhaltenstherapie (KVT) kann dabei helfen, Rückfälle in die Depression zu verhindern. Studien konnten zeigen, dass Depressive, die mit einer kognitiven Verhaltenstherapie behandelt wurden, weniger unter Rückfällen zu leiden hatten als eine nicht behandelte Kontrollgruppe.

Was ist Achtsamkeit?

Achtsamkeit und achtsamkeitsbasierte Verfahren sind zurzeit sehr beliebt. Konkret geht es darum, mit der Aufmerksamkeit ganz bewusst im gegenwärtigen Moment zu bleiben und nicht in die Vergangenheit oder die Zukunft abzuschweifen. Im Rahmen der Achtsamkeitsmeditation wird das immer wieder geübt. Ein Nebeneffekt dieser Übungen ist dann, die Aufmerksamkeit nach einer Weile des Übens bei Bedarf bewusst auf andere Bereiche lenken zu können. Zum Beispiel die Aufmerksamkeit auf das Körpererleben zu richten, wenn man sich im Grübeln verliert, und damit der Gedankenspirale entgegenzuwirken.

Auf der Suche nach neuen psychotherapeutischen Behandlungsmöglichkeiten zur Rückfallverhütung von Depressionen wurden in den zurückliegenden Jahren die bewährten kognitiven Behandlungsmethoden verstärkt mit anderen Behandlungsansätzen verknüpft.

Mit Achtsamkeit Rückfälle verhindern?

Speziell mit dem Ziel der Rückfallverhütung wurden in den zurückliegenden Jahren einige achtsamkeitsbasierte Programme wie die achtsamkeitsbasierte kognitive Therapie (Mindfulness-Based Cognitive Therapy) entwickelt, die jedoch ebenfalls nicht zu den Richtlinienverfahren zählen.

Ein anderes inzwischen recht bekanntes Programm ist das von dem amerikanischen Medizinprofessor Jon Kabat-Zinn ursprünglich zur Behandlung von chronischen Schmerzen entwickelte Mindfulness-Based-Stress-Reduction-Programm (MBSR). Hier sollen Betroffene mithilfe von Meditations-, Yoga- und Achtsamkeitsübungen – wie dem Bodyscan – die Erfahrung machen, dass sämtliche Gefühle, Gedanken und Körperempfindungen kommen und wieder gehen, wenn man nicht an ihnen festhält. Während die Verhaltenstherapie also darauf abzielt, bestimmte Zustände – wie Gedanken oder Gefühle – aktiv zu verändern, geht es bei den achtsamkeitsbasierten Ansätzen in erster Linie um das Annehmen und Akzeptieren der gegenwärtigen Situation.

Einige dieser Verfahren konnten erste Wirksamkeitsbelege erbringen. Sie zählen aber nicht zu den Richtlinienverfahren und werden somit auch nicht von den Krankenkassen erstattet.

Achtsamkeit ist kein Therapieersatz

Wenn Sie an einer Depression leiden, sollten Sie sich unbedingt von einem Arzt und/oder psychologischen Psychotherapeuten behandeln lassen. Wichtig ist, dass Achtsamkeit kein Therapieersatz ist und sein kann.

Digitale Psychotherapie- und Selbstmanagement-Programme

Angesichts der bestehenden Versorgungsengpässe in der Psychotherapie ist es erfreulich, dass digitale Psychotherapieprogramme eine immer größere Rolle in der Versorgung depressiv erkrankter Menschen in Deutschland spielen. Meist sind diese Programme angelehnt an die Prinzipien der kognitiven Verhaltenstherapie (KVT) und verknüpfen Psychoedukation mit Übungsanleitungen sowie Selbstmonitoring-Komponenten zur Beobachtung der eigenen Krankheitsanzeichen.

Neben Textinformationen enthalten sie oft Audio- und Videoinformationen, was bei depressionsbedingten Konzentrationsproblemen die Nutzung für die Patienten erleichtern kann. Für einige dieser Angebote liegen inzwischen zahlreiche Studien und Metaanalysen vor, die eine vergleichbare Wirksamkeit zu der klassischen Psychotherapie von Angesicht zu Angesicht zeigen. Das gilt aber nur für solche Programme, die eine professionelle Begleitung vorsehen. Programme, die ohne diese Begleitung genutzt werden, weisen eine deutlich schlechtere Wirksamkeit auf. Begleitung bedeutet konkret, dass die Nutzung von Fachleuten wie den behandelnden Haus- oder Fachärzten oder Psychologischen Psychotherapeuten in regulär stattfindenden Terminen unterstützt wird. Durch motivierende Rückfragen kann die Verbindlichkeit der Nutzung erhöht sowie Verständnisprobleme geklärt und die Sicherheit der Behandlung gewährleistet werden. In einem solchen Rahmen können digitale Psychotherapie- und Selbstmanagement-Programme eine wertvolle Ergänzung der medikamentösen und psychotherapeutischen Behandlung sein.

Die Rechtsgrundlage für den Einsatz dieser Programme schafft in Deutschland seit Anfang 2020 das Digitale-Versorgung-Gesetz (DVG). In der DiGA-Verordnung ist festgelegt, dass die Kosten für geprüfte ›digitale Gesundheitsanwendungen‹ (DiGA) von den gesetzlichen Krankenkassen übernommen werden. Hierbei werden sowohl die Wirksamkeit als auch technische Aspekte inklusive des Datenschutzes geprüft. Einige dieser digitalen Gesundheitsanwendungen wurden inzwischen in ein Verzeichnis aufgenommen (»Empfehlungen der Autoren«, Seite 133).

Selbstmanagment-Programm

Die Stiftung Deutsche Depressionshilfe bietet kostenfrei das Selbstmanagement-Programm iFightDepression (»Empfehlungen der Autoren«, Seite 133) an. Entwickelt wurde dieses im Rahmen eines europäischen Projektes und liegt inzwischen in vierzehn Sprachen vor (deutsch, englisch, italienisch, estnisch, ungarisch, griechisch, norwegisch, spanisch, katalanisch, baskisch, shqip [albanisch], arabisch, bulgarisch und polnisch). Die antidepressive Wirksamkeit wurde in einer methodisch strengen Studie nachgewiesen. Das Programm, das inzwischen von mehr als 20 000 Patienten in Deutschland und weltweit genutzt wurde, erfordert eine professionelle Begleitung durch Ärzte oder psychologische Psychotherapeuten, die sich dazu über ein E-learning-Angebot entsprechend geschult haben und ihren Patienten den Zugang ermöglichen. In Deutschland nutzen auch viele Hausärzte das iFightDepression-Tool und bieten es Patienten mit leichterer Depression an.

Hierfür erhalten Sie von Ihrem Arzt oder Psychotherapeuten ein entsprechendes Rezept, das Sie bei ihrer Krankenkasse einreichen. Diese schickt Ihnen dann einen Code, über den Sie eine entsprechende App kostenfrei herunterladen und freischalten können.

Weitere Behandlungsansätze

Neben den beiden wichtigsten Behandlungsverfahren – der medikamentösen Therapie und der Psychotherapie – gibt es weitere Verfahren mit belegter Wirksamkeit.

Weitere Verfahren mit belegter Wirksamkeit sind der therapeutische Schlafentzug, die Elektrokrampftherapie und die Lichttherapie.

Therapeutischer Schlafentzug

Die meisten Betroffenen leiden unter einer gestörten Nachtruhe. Ein- und Durchschlafstörungen sowie frühmorgendliches Erwachen sind eher die Regel als die Ausnahme. Entsprechend schwer fällt es, ihnen zu glauben, dass ihnen ein Schlafentzug tatsächlich helfen könnte. Bei der paradox anmutenden Schlafentzugstherapie, die häufig in Kliniken angewandt wird, handelt es sich aber um eine sehr effektive antidepressive Behandlung.

Wenn die Erkrankten die zweite Nachthälfte ab 1:00 Uhr konsequent wachbleiben (sogenannter partieller Schlafentzug), kommt es bei etwa 60 Prozent im Laufe der Nacht zu einer abrupten und bemerkenswerten Besserung sowie oft völligem Abklingen der Depression. Leider hält der Effekt meist nicht an, und nach dem nächsten Schlaf in der darauffolgenden Nacht kommt die Depression in aller Regel zurück. Der Betroffene merkt aber, dass die vielleicht seit Monaten bestehende Depression durchbrochen werden kann, und schöpft wieder Hoffnung. Der Schlafentzug wird vorrangig stationär durchgeführt und als Begleittherapie zu einer medikamentösen und psychotherapeutischen Behandlung sowie für die Diagnosesicherung eingesetzt.

Der Schlafentzug eignet sich als Unterstützung einer medikamentösen Behandlung mit Antidepressiva, z. B. wenn diese nur einen Teilerfolg gezeigt haben. Außerdem sprechen Depressive, die ein besonders ausgeprägtes Morgentief verspüren oder unter extremen Schlafproblemen leiden, besonders gut auf das Verfahren an.

Schlaflos ab 1 Uhr nachts

In der klinischen Praxis hat sich der partielle Schlafentzug während der zweiten Nachthälfte bewährt. Die Patienten können bis 1 Uhr nachts schlafen und bleiben anschließend für den Rest der Nacht und den ganzen darauffolgenden Tag wach.

Verstärkt langes Schlafen die Depression?

Für Sie ist es wichtig zu verstehen, wie bei Ihnen Schlaf und Stimmung zusammenhängen. Sie können so lernen, besser mit Ihrer Erkrankung umzugehen. Da so gut wie jede Depression mit dem Gefühl der Erschöpfung einhergeht, haben alle Betroffenen die Sehnsucht, endlich tief zu schlafen und danach erholt aufzuwachen. Leider ist das oft keine gute Idee, da langer Schlaf und lange Bettzeit die Depression bei vielen Erkrankten sogar verstärken können. Das Gleiche gilt für einen Mittagsschlaf oder einen nachmittäglichen »Erholungsschlaf«. Auch hier ist es selten so, dass der depressiv Erkrankte danach erholt aufwacht, sondern oft ist das Erschöpfungsgefühl noch tiefer. Menschen mit depressiven Erkrankungen reagieren auf längeren Schlaf und längere Bettzeiten oft mit einer Zunahme ihrer Erschöpfung und einer Verschlechterung ihrer Stimmung. Das Bedürfnis, früher ins Bett zu gehen und länger liegen zu bleiben, wird so oft zu einem Teufelskreis. Sehr viele Betroffene merken, dass nach dem Aufwachen aus tiefem Schlaf die Depression sofort mit voller Wucht wieder da ist. Dagegen bessert sich die Depression oft mit der Dauer des Wachseins, d. h. gegen Abend nimmt die Erschöpfung meist nicht zu, sondern eher ab, und auch die Stimmung bessert sich.

Die Schlafzeiten protokollieren Dokumentieren Sie am besten täglich über mehrere Monate die Zeiten, in der Sie im Bett gelegen haben – bitte nicht nur Ihre Schlafzeiten, da auch Dösen hier eine Rolle spielen kann – sowie die Schwere der Depression am darauffolgenden Tag (Tabelle »Schlaf- und Depressionsprotokoll«, Seite 101). Wenn Sie feststellen, dass bei Ihnen die Schwere der Depression nach kurzer Bettzeit meist geringer ist und umgekehrt, längere Bettzeiten mit einer Verschlechterung einhergehen, sollten Sie darauf achten, nicht zu früh ins Bett zu gehen und morgens nicht zu spät aufzustehen. Begrenzen Sie die gesamte Bettzeit dann möglichst auf sieben bis acht Stunden pro Tag.

Vorsicht bei manisch-depressiver Erkrankung

Leiden Sie an einer manisch-depressiven Erkrankung, sollten Sie den Schlafentzug jedoch mit Ihrem Arzt besprechen, da ein zu kurzer Schlaf Manien auslösen kann.

Wie wirkt Schlafentzug?

Warum kann langer Schlaf die Depression verschlechtern und kurzer verbessern? Diese Frage wird in der Forschung bereits seit Längerem diskutiert. Ein vom Autor Ulrich Hegerl entwickeltes Modell geht davon aus, dass die Regulation der Wachheit eine große Rolle bei Depression, aber auch bei Manien spielt und unser Verhalten massiv beeinflussen kann. Ein Beispiel aus dem Alltag ist die Reaktion von Kindern, die zu spät ins Bett kommen und übermüdet sind: Obwohl sie eine erhöhte Einschlafneigung haben, »drehen sie auf«, sind übermäßig aktiv, impulsiv und gereizt. Hierdurch verschafft sich der Organismus eine sehr reizintensive Umwelt. Es ist »viel los«, und dadurch wird die Wachheit stabilisiert und das Einschlafen verhindert. Exakt das Gegenteil passiert, wenn wir innerlich sehr angespannt, wie in einem dauerhaften Alarmzustand sind. In diesem Fall vermeiden wir bewusst oder auch unbewusst alle zusätzlichen Reize von außen – wie laute Musik, neue Eindrücke oder soziale Kontakte. Unser Organismus versucht durch Rückzug eine reizärmere Umwelt zu schaffen und damit das Abklingen der Daueranspannung zu erleichtern. Nach großem anhaltendem Stress suchen wir erst mal Ruhe und Entspannung.

Die Depression ist nun genau so ein Zustand mit dauerhaft hoher Anspannung. Depressiv Erkrankte beschreiben ihren Zustand wie einen permanenten inneren Daueralarm. Dieser geht mit Erschöpfung, nicht jedoch mit Schläfrigkeit im Sinne einer erhöhten Einschlafneigung einher. Im Gegenteil, sowohl das Einschlafen als auch das Durchschlafen sind erschwert. Der Organismus reagiert auf diesen inneren Daueralarm und Stresszustand mit Rückzug und dem Vermeiden sämtlicher Aktivitäten, die zusätzliche Aufregung bringen. Durch Schlafentzug werden nun Prozesse im Gehirn gestärkt, die zu Schläfrigkeit führen und der hohen inneren Anspannung und dem inneren Daueralarm entgegenwirken. Damit bessern sich auch die depressiven Krankheitszeichen. Alle müde machenden Aktivitäten wie Sport sind meist günstig bei Depression.

Elektrokrampftherapie

Der Vorschlag einer Elektrokrampftherapie (EKT) kann bei Betroffenen und ihren Angehörigen große Ängste und Vorbehalte auslösen. Schon allein »Elektro« und »Krampf« klingen erst einmal bedrohlich.

Schlaf- und Depressionsprotokoll

Bitte füllen Sie die Tabelle aus.

	Montag	Dienstag	Mittwoch	Donnerstag	Freitag	Samstag	Sonntag
Bettzeiten in Stunden							
Antrieb							
Stimmung							

Bewertung Antrieb bzw. Stimmung: sehr gut, gut, mittel, schlecht, sehr schlecht

Tatsächlich handelt es sich aber um eine sehr wirksame, vollkommen schmerzlose Methode, die oft die Rettung bei schwerer Depression darstellt und von vielen Betroffenen als geradezu segensreich empfunden wird.

Die Behandlung erfolgt während einer kurzen (ca. fünfminütigen) Vollnarkose. Durch eine elektrische Reizung des Gehirns über wenige Sekunden wird ein Krampfanfall (»epileptischer Anfall«) ausgelöst, wobei durch die vorherige Gabe von muskelentspannenden Mitteln dafür gesorgt wird, dass die Muskulatur sich nicht oder kaum zusammenkrampft. Der Betroffene selbst bekommt davon nichts mit. Die Behandlung erfolgt in Deutschland meist stationär und in enger Zusammenarbeit zwischen einem Anästhesisten und einem Psychiater. Der Patient erhält, verteilt über drei bis fünf Wochen, neun bis zwölf Anwendungen. Angeboten wird dieses Verfahren mittlerweile in fast allen Fachkliniken.

Ist Heilung durch Elektrokrampftherapie möglich?

Wie andere Therapieverfahren auch, ist die Elektrokrampftherapie nicht in der Lage, die Depression zu »heilen«. Die Betroffenen tragen nach wie vor ein hohes Risiko, in die depressive Episode zurückzufallen oder neue depressive Episoden zu erleiden.

Für wen ist diese Therapie geeignet?

Die Elektrokrampftherapie ist eines der wirksamsten Behandlungsverfahren und kommt bei Patienten mit hartnäckiger, schwerer Depression, die auf verschiedene medikamentöse Behandlungsversuche und Psychotherapie nicht angesprochen haben, zum Einsatz. Vor allem bei Patienten mit wahnhafter Depression ist die Wirksamkeit der EKT allen anderen Behandlungsverfahren überlegen. Auch wenn aufgrund des Alters oder bestehender körperlicher Begleiterkrankungen massive Nebenwirkungen im Rahmen einer medikamentösen Behandlung mit Antidepressiva oder durch den depressionsbedingten Stress zu befürchten sind, kann eine EKT sinnvoll sein. Die Wirkung stellt sich oft bereits nach zwei bis vier Anwendungen ein. Viele der seit Monaten, oft auch Jahren Erkrankten erleben das Abklingen der Depression unter EKT wie das Erwachen aus einem bösen Albtraum.

Vielen, denen die Schwere und der lebensbedrohliche Charakter einer depressiven Erkrankung nicht bewusst sind, erscheint eine EKT bei depressiven Erkrankungen als ein zu drastisches Verfahren. Die EKT wird aber in erster Linie bei Patienten mit schwerer, therapieresistenter Depression und Suizidgefährdung durchgeführt. Viele dieser schwer erkrankten Menschen essen und trinken nicht mehr ausreichend, verlieren schnell an Gewicht, haben nicht mehr die Kraft aufzustehen und sind nicht mehr in der Lage, sich selbst zu versorgen. Vor diesem Hintergrund erscheint die EKT als ein äußerst hilfreiches Therapieverfahren.

Spätestens nach Beendigung der EKT ist jedoch eine antidepressive Medikation, eventuell in Verbindung mit einer Psychotherapie, unerlässlich.

Risiken und mögliche Nebenwirkungen

Die Tatsache, dass der Patient mehrfach – wenn auch nur sehr kurz – in Vollnarkose versetzt wird, geht ähnlich wie bei einer Operation mit einem Narkoserisiko einher. Einige Krankheiten wie beispielsweise bestimmte Herzerkrankungen schließen eine EKT aus.

Nach der Behandlung können vorübergehend Kopfschmerzen auftreten. Es kann auch zu kurzfristiger Orientierungslosigkeit und vorübergehenden Gedächtnisstörungen kommen. Meist sind Gedächtnis und Merkfähigkeit nur während der Behandlungsserie beeinträchtigt und normalisieren sich danach rasch wieder.

Eine EKT wird grundsätzlich nur nach einer ausführlichen Aufklärung über den Ablauf und die möglichen Nebenwirkungen des Verfahrens sowie einer schriftlichen Einverständniserklärung des Patienten durchgeführt. Dabei muss sichergestellt sein, dass der betroffene Patient die Sachlage sowie die Bedeutung und Tragweite der geplanten Behandlung hinreichend beurteilen und einschätzen kann (»Einwilligungsfähigkeit«).

Transkranielle Magnetstimulation

Bei der repetitiven transkraniellen Magnetstimulation (rTMS) werden durch ein veränderliches (sich schnell auf- und wieder abbauendes) Magnetfeld Nervenzellen in bestimmten Hirnbereichen beeinflusst. Dazu wird meist im Stirnbereich des Patienten eine ringförmige, etwa zehn Zentimeter große Magnetspule angelegt. Die von der Spule ausgehenden Impulse sollen die Nervenzellen der dahinterliegenden Hirnregion stimulieren. Die Behandlung erfolgt ohne Narkose, der Patient verspürt lediglich ein leichtes Kribbeln. Transkraniell bedeutet dabei so viel wie »durch den Schädel hindurch«.

Die Behandlung wird während zwei bis drei Wochen durchgeführt. Unter den Nebenwirkungen ist das Auftreten von epileptischen Anfällen zu nennen. Obwohl in manchen Studien antidepressive Effekte gefunden wurden, ist die Wirksamkeit dieses Verfahrens nicht endgültig geklärt und der Einsatz nicht unumstritten. So sind viele methodische

Fragen zu Ort und Art der Stimulation noch offen. Die anfängliche Hoffnung, mit der TMS eine weniger belastende Alternative zur Elektrokrampfbehandlung an der Hand zu haben, hat sich nicht bestätigt.

Lichttherapie

Die Wirksamkeit der Lichttherapie ist vor allem für die saisonal abhängige Depression (umgangssprachlich »Winterdepression«, Seite 19) belegt. Nur ein kleiner Teil der im Winter auftretenden Depressionen entspricht diesem Subtyp. Bei Depressionen, die nicht in diese Gruppe fallen, ist die Wirksamkeit einer Lichttherapie nicht so gut belegt.

Bei der Lichttherapie setzt sich der Betroffene täglich für 30 bis 40 Minuten einer starken Lichtquelle mit 2500 bis 10 000 Lux (Maßeinheit für Helligkeit) aus. Zum Vergleich: 2500 Lux bringt uns ein Blick aus dem Fenster an einem Wintertag bei bedecktem Himmel, normal beleuchtete Räume bieten dagegen nur 300 bis 800 Lux. Während der Behandlung schaut der Patient in einem Abstand von 90 cm in die Lichtquelle. Durch das Licht werden über die Netzhaut und den Sehnerv möglicherweise die Botenstoffe Serotonin und Melatonin beeinflusst. Für die Lichttherapie sollte eine Lichtquelle bevorzugt werden, die weißes, fluoreszierendes Licht abgibt, bei dem der UV-Anteil herausgefiltert wird.

Es ist nicht nötig, hierfür ein spezielles Lichtgerät zu kaufen. Ein Winterspaziergang bei Tageslicht sorgt selbst bei bedecktem Himmel für eine Lichtintensität, die mit vielen Lichttherapiegeräten vergleichbar ist. Zusätzliche Pluspunkte für das Wohlbefinden sind die körperliche Bewegung und die frische Luft.

Bei Depressionen, die nicht der Unterform der Winterdepression entsprechen,

Gefährliche Strahlung

Die Lichttherapie darf keinesfalls als Selbsttherapie durch ungeschützten Blick in die Sonne oder im Solarium angewendet werden, da die UV-Strahlen die Augen schädigen. Extraleuchten für zu Hause gibt es im Sanitätsfachhandel. Viele Arztpraxen stellen sie ihren Patienten zudem leihweise zur Verfügung. Eine möglicherweise bessere Alternative zum Anschaffen eines Lichttherapiegerätes ist ein regelmäßiger Spaziergang bei Tageslicht, wodurch Sie neben dem Licht auch in den Genuss von frischer Luft und körperlicher Bewegung kommen.

ist die Wirksamkeit der Lichttherapie weniger gut belegt.

Schulmedizin oder alternative Heilmethoden?

Viele Depressive wenden sich in ihrer Verzweiflung alternativen Heilmethoden zu. Die Gründe dafür sind vielfältig. Einige sind von der »Schulmedizin« enttäuscht, die sie als kalt und unpersönlich erleben. Sie erhoffen sich von alternativen Heilmethoden sanftere und ganzheitlichere Therapien. Andere sehen in den alternativen Heilmethoden so etwas wie einen letzten Rettungsanker, nachdem ihnen im Rahmen der Schulmedizin nicht ausreichend schnell geholfen werden konnte. Das Angebot an möglichen alternativen Heilverfahren ist unübersehbar groß.

Alternative Heilangebote

Weit über 100 alternative Heilangebote in vielen Unterschattierungen sind gegen Depression auf dem Markt. Die Angebote reichen von Urschrei-Therapie, Bio-Energetik, Reiki, Akupunktur bis zu Homöopathie, Vitaminkuren und Stein-Therapie. Und alle diese Verfahren und Schulen haben Vertreter, die von der Wirksamkeit ihres Vorgehens tief überzeugt sind. Es gibt auch immer Betroffene, die bereitwillig über »sensationelle Heilungen« berichten. Manche Menschen konnten sicherlich tatsächlich von einigen der genannten oder nicht genannten Verfahren profitieren. Trotzdem besteht bei allen diesen Verfahren das Risiko, dass sie nicht wirksam sind bzw. sogar schaden können.

Evidenzbasierte Medizin

Wie die Medizingeschichte eindrucksvoll belegt, ist auch die Schulmedizin voller Selbsttäuschungen. Es gibt aber in den letzten Jahrzehnten beträchtliche Anstrengungen in der Medizin, um sich vor Irrwegen und Selbsttäuschungen so weit wie möglich zu schützen (Stichwort: evidenzbasierte Medizin). So müssen beispielsweise alle neu auf dem Markt zugelassenen Antidepressiva zuerst in einer Reihe von methodisch sehr strengen Studien, zum Teil im Vergleich mit Scheinmedikamenten, belegen, dass sie antidepressiv wirksam sind. Ähnliches wird zunehmend auch von psychotherapeutischen Verfahren gefordert.

Wir möchten Ihnen dringend davon abraten, besonders bei schwerer Depression, sich allein auf alternative Heilmethoden zu verlassen. Sie sollten dies bei Depression ebenso wenig tun wie bei anderen schweren Erkrankungen, wie zum Beispiel Diabetes mellitus oder einer Blinddarmentzündung.

Links mit Patienteninformationen zu evidenzbasierter Medizin finden Sie im Empfehlungskasten (Seite 133).

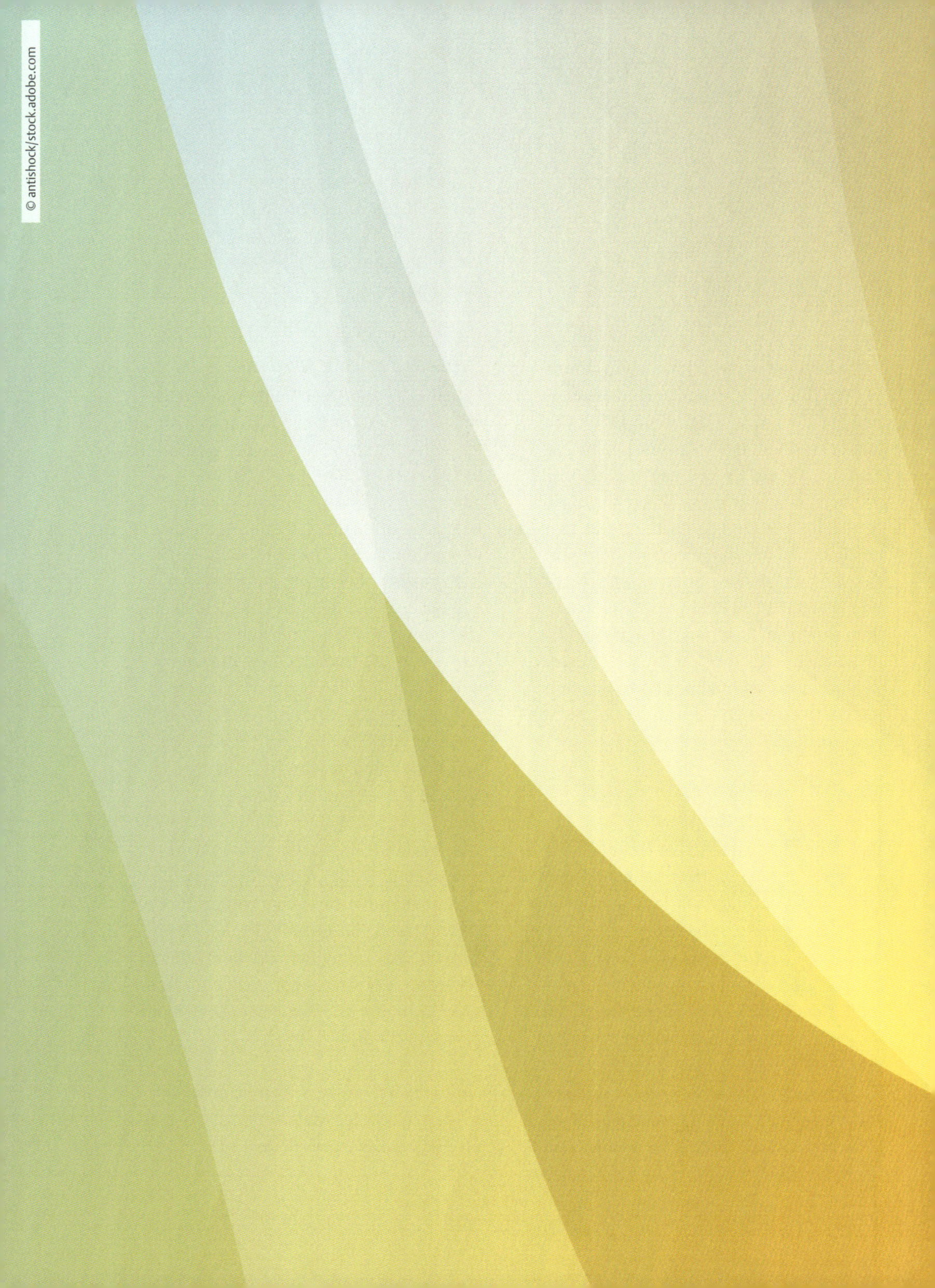

Selbsthilfe: (wieder) aktiv werden!

Sie können einiges selbst tun, um ihr Leben wieder lebenswert zu gestalten. Dazu gehören der Austausch in einer Selbsthilfegruppe, Angebote im Internet und Bewegung.

Ideen und Unterstützung für Betroffene

Machen Sie sich schlau über die Depression, tauschen Sie sich mit anderen Betroffenen aus – im direkten Kontakt oder via Internet.

Selbsthilfe hat viele Facetten. Es gibt zahlreiche Möglichkeiten, die medikamentöse und/oder psychotherapeutische Behandlung zu unterstützen und damit die eigene Gesundung zu fördern.

Selbsthilfegruppen – Sie sind nicht allein

Depressionen werden, wie alle psychischen Krankheiten, trotz zunehmender Aufklärung und Toleranz immer noch von vielen falsch eingeschätzt. In der Gruppe erfahren Sie, dass Sie mit Ihrer Krankheit und den damit verbundenen Problemen und Ängsten nicht allein sind, dass andere Ähnliches erlebt haben. Sie lernen Menschen näher kennen, die wie Sie wirklich wissen, was eine Depression bedeutet.

Oft entwickeln sich neue Freundschaften und ein unterstützendes soziales Netz. Manche Selbsthilfegruppen organisieren Krisentelefonhilfe, über die sich die Teilnehmer in Krisensituationen gegenseitig anrufen und unterstützen können.

Darüber hinaus bietet Ihnen die Selbsthilfegruppe die Chance, gemeinsam aktiv zu sein. Dieser Aspekt ist für Depressive besonders wichtig, da sie oft unter Antriebslosigkeit leiden und sich allein schlecht überwinden können.

Die bei der Behandlung einer Depression wirksame kognitive Verhaltenstherapie entlässt ihre Patienten beispielsweise mit einem Werkzeugkoffer an Übungen, die immer wieder angewendet werden sollten. Für viele dieser Übungen (z.B. die eigenen Interessen vertreten) sind Selbsthilfegruppen eine gut geeignete Plattform. Es besteht die Gelegenheit, von den Erfahrungen und Strategien anderer Betroffener zu lernen.

Informationsbörse und Probleme

Selbsthilfegruppen sind zudem eine wichtige Informationsbörse und bieten Ihnen die Chance, sich besser über Ihre Erkrankung und die Behandlungsmöglichkeiten zu informieren. Gerade die »alteingesessenen« Gruppenmitglieder kennen beispielsweise meist alle Psychiater und Kliniken in der jeweiligen Umgebung und können hier wertvolle Tipps weitergeben.

Neben den oben genannten Vorteilen können in Selbsthilfegruppen natürlich auch Probleme entstehen, beispielsweise dann, wenn die einzelnen Mitglieder sehr unterschiedliche Erwartungen an die Gruppe haben oder das Verhalten einzelner Betroffener Spannungen auslöst. In diesen Fällen kann es hilfreich sein, eine Zeit lang einen professionellen Moderator (Psychotherapeuten) hinzuzuziehen. Auch die in größeren Städten vorhandenen Selbsthilfezentren können Hilfestellung leisten, wenn Sie eine Selbsthilfegruppe gründen oder finden wollen.

Eine neue Gruppe gründen

Sie können auch selbst eine Selbsthilfegruppe gründen. In größeren Städten können sich Gruppengründer meist an bereits vorhandene Selbsthilfegruppen wenden – eine entsprechende Liste ist bei den Kontaktstellen für Selbsthilfegruppen (»Empfehlungen der Autoren«, Seite 133) erhältlich. Diese helfen möglicherweise bei der Suche nach geeigneten Räumen für die Gruppentreffen (z.B. Selbsthilfezentren, öffentliche oder kirchliche Einrichtungen, Praxen von Therapeuten oder Ärzten) und vermitteln eventuell interessierte Betroffene.

Ein (selbst organisierter) Informationsabend über Depression kann ebenfalls

Wieder aktiv werden! Raus aus dem Schneckenhaus und Dinge tun, die Ihnen Freude machen. Auch, wenn es schwerfällt. Gehen Sie regelmäßig an die frische Luft, treffen Sie sich mit Freunden oder besuchen Sie eine Selbsthilfegruppe.

ausgezeichnete Gelegenheiten bieten, Kontakte zu anderen Betroffenen und deren Angehörigen in der Region zu knüpfen. Um Ihren Informationsabend bekannt zu machen, können Sie ihn über die lokalen Medien und Veranstaltungsprogramme bewerben. Wenn Sie das zeitlich und von der Energie her bewältigen können, können Sie auch entsprechende Plakate, Handzettel oder Flyer in Hausarztpraxen Ihrer Region auslegen.

Hilfe und Unterstützung aus dem Internet

Weltweit suchen immer mehr Menschen bei Erkrankungen und gesundheitlichen Problemen Hilfe und Unterstützung im Internet. Inzwischen dient das weltweite Netz nicht nur dazu, möglichst verlässliche Gesundheitsinformationen zu erhalten. Zunehmend mehr Anwender nutzen das Angebot auch dazu, gezielt Experten zu befragen und/oder sich mit anderen Betroffenen oder Angehörigen auszutauschen. Zudem werden auch immer mehr Ärzte und Psychotherapeuten über das Internet gesucht und Medikamente bestellt.

Oft ist es für den Nutzer nicht leicht, die Qualität und Seriosität der verfügbaren Internetseiten richtig einzuschätzen. Untersuchungen ergaben zudem, dass ein Großteil der Nutzer die Informationsquelle selten bis gar nicht überprüft. Da inzwischen aber jeder Interessierte kostengünstig und ohne viel Aufwand seine Informationen über das Internet verbreiten kann, sollte in jedem Fall ein kritischer Blick auf den Internetseitenanbieter geworfen werden. Trotz einer fortlaufenden Verbesserung der Suchalgorithmen werden auf den ersten Trefferseiten immer noch viele kommerzielle Angebote gefunden, die einseitige und unvollständige Informationen über Depressionen anbieten. Es ist somit nicht ratsam, sich ausschließlich auf die Vor-

Vorsicht bei vermeintlichen »Wundermitteln«

Im Internet werden Sie immer wieder auf unseriöse Seiten stoßen, die wirkungslose oder sogar gesundheitsschädigende »Wundermittel« gegen Depression anbieten. Leider gibt es eine solche einfache Wunderwaffe gegen die Erkrankung nicht. Behauptungen, dass selbst schwere Formen der Depression durch Selbsthilfemaßnahmen, Hypnose, Vitamine, Nahrungsergänzungsmittel oder Kräuterkuren heilbar seien, sind unter Umständen sogar gefährlich, da hierdurch eine zielführende professionelle Behandlung verhindert wird.

auswahl von Google & Co. zu verlassen. Eine professionell aussehende Internetseite mit vielen Inhalten und Angeboten ist nicht automatisch eine Garantie für die Qualität und Aktualität der darauf veröffentlichten Inhalte.

Qualitätsmerkmale

Seriöse Anbieter von Gesundheitsinformationen im Internet erkennen Sie unter anderem an folgenden Merkmalen:

- Die Internetseite enthält ein eindeutig sichtbares Impressum, das über die veröffentlichende Institution beziehungsweise den Verfasser Auskunft gibt. Gut ist, wenn sich die jeweilige Einrichtung auf Depressionen spezialisiert hat und eine gewisse Neutralität aufweist.
- Die Inhalte werden interessensneutral und ausgewogen dargestellt – mit ihren jeweiligen Vor- und Nachteilen bzw. bekannten Risiken.
- Die Seiten enthalten keine Werbung für Produkte oder besondere Dienstleistungen in Bezug auf die Erkrankung. Vor allem werden keine als unseriös anzusehenden Präparate (»Vitamine gegen Depression« o. Ä.) vermarktet.
- Die Inhalte sind durchgängig in einer für medizinische Laien verständlichen Sprache verfasst.
- Es besteht die Möglichkeit, mit dem Informationsanbieter Kontakt aufzunehmen (per E-Mail oder über ein Kontaktformular).
- Die Inhalte werden kontinuierlich gepflegt und überarbeitet – es befindet sich auf den Seiten ein Hinweis auf das letzte Update.
- Ein weiteres wichtiges Qualitätsmerkmal ist es zudem, wenn das Internetangebot mit einem anerkannten Qualitätssiegel zertifiziert wurde: beispielsweise mit dem HONcode der schweizerischen Health On the Net-Foundation oder auch dem Gütesiegel des Aktionsforum Gesundheitsinformationssystem (afgis) e. V.

Was bieten Onlineforen?

Gerade Betroffene und Angehörige von chronischen Erkrankungen wie der Depression tauschen sich im Internet zunehmend mehr mit Gleichgesinnten über ihre Erkrankung aus. Inzwischen konnte gut belegt werden, dass onlinebasierte Gesprächs- und Informationsforen unter bestimmten Voraussetzungen bei der Krankheitsbewältigung helfen und den Betroffenen auch von einer wahrgenommenen Stigmatisierung und sozialen Isolation entlasten können. Neben konkreten Informationen zu verschiedenen Krankheitsaspekten erhalten die Forumsnutzer auch Zuspruch und emotionale Unterstützung bei der Krankheitsbewältigung.

Wichtig ist, dass das Forum von fachlich versierten Moderatoren betreut wird, die sowohl auf die Richtigkeit der verbreiteten Informationen als auch auf einen wertschätzenden Umgang untereinander und eine Einhaltung der Nutzungsbedingungen achten.

Kriseninterventionen können in so einem Rahmen nicht geleistet werden, aber die Moderatoren können in sehr akuten Situationen eingreifen und für geeignete Hilfe sorgen.

Bisweilen wird die Befürchtung geäußert, dass die Aktivität in den Foren von den Betroffenen als eine Art Ersatztherapie betrachtet und dadurch eine professionelle Behandlung verhindert wird. Untersuchungen der Stiftung Deutsche Depressionshilfe konnten diese Befürchtungen nicht bestätigen. So fühlten sich befragte Teilnehmer durch ihre Aktivität in den Onlineforen sogar eher darin ermutigt, professionelle Hilfe in Anspruch zu nehmen. Darüber hinaus gaben sie an, dass ihr Vertrauen in die ärztliche Behandlung durch die vorhandenen Informationen eher gestiegen sei und sie sich insgesamt kompetenter im Umgang mit der eigenen Erkrankung und somit weniger hilflos und ausgeliefert fühlen.

Vor- und Nachteile von Onlineforen

Aus online geknüpften Kontakten entstehen häufig reale Treffen und Freundschaften. Onlineforen sind bequemer und leichter erreichbar als reale Gruppentreffen. So können die Foren beispielsweise auch abends, nachts oder an den Wochenenden genutzt werden, wenn andere Angebote nicht zur Verfügung stehen.

Empfehlenswertes Onlineforum

Das Online-Diskussionsforum Depression (»Empfehlungen der Autoren«, Seite 133) ist ein von Experten moderiertes Selbsthilfe-Forum für depressiv erkrankte Menschen. In einem speziellen Unterforum können sich auch Angehörige austauschen. Das Diskussionsforum Depression wird vom gleichnamigen gemeinnützigen Verein, unter dem Dach der Stiftung Deutsche Depressionshilfe, betrieben. Es ist das größte Forum zum Thema Depression im deutschsprachigen Raum. Betroffene und Angehörige können Rat holen und von den Erfahrungen anderer Nutzer lernen. Die veröffentlichten Beiträge (»Postings«) können zudem über eine Suchfunktion gefunden und nachgelesen werden. Für das Verfassen eigener Beiträge ist eine Registrierung im Forum erforderlich.
Speziell für junge Menschen gibt es bei Fideo die Möglichkeit zum Austausch (»Empfehlungen der Autoren«, Seite 133).

Weitere Vorteile können sein:

- Die anonyme Teilnahme schützt die Privatsphäre und verringert die Angst vor Stigmatisierungen.
- Zudem erleichtert die Anonymität den Austausch über unangenehme Themen, beispielsweise Probleme mit der Sexualität oder den Alkoholkonsum betreffend.
- Das Angebot kann erst mal vorsichtig ausprobiert werden, bevor dann ein erster eigener Beitrag verfasst wird.

Nachteile von Onlineforen:

- Die Nutzung von Onlineforen kann jedoch auch mit Nachteilen und Risiken verbunden sein. So kann das Fehlen von Mimik und Gestik des Gegenübers zu Missverständnissen in Diskussionen führen und eine übermäßige Forumsnutzung möglicherweise vorhandene Rückzugstendenzen verstärken.

Weitere Nachteile können sein:

- Die Unverbindlichkeit in den Foren führt zu weniger Beständigkeit und möglicherweise auch zu einer geringeren Teilnahmemotivation.
- Die Betroffenen wissen nicht, ob und wann ihre Fragen beantwortet werden.
- In Einzelfällen können Nutzer durch problematische Ratschläge – beispielsweise die Einnahme von Antidepressiva betreffend – verunsichert werden. In solchen Fällen sollte immer Rücksprache mit dem behandelnden Arzt gehalten werden.

Digitale Gesundheitsanwendungen: Apps auf Rezept

Der Markt für Gesundheits-Apps wächst kontinuierlich und Smartphone-Nutzer finden in den App-Stores immer mehr Angebote zum Herunterladen. Inzwischen ist es selbst für Fachleute schwer, hier den Überblick zu behalten und den Nutzen verlässlich einzuschätzen.

Die meisten Angebote richten sich an Menschen mit leichter bis mittelschwerer Depression und können den Betroffenen Wissen über die Erkrankung und Ideen im Umgang damit vermitteln.

Mit Inkrafttreten des ›Digitalen Versorgungs-Gesetzes‹ (DVG) können seit 2020 digitale Gesundheitsanwendungen auf Grundlage einer entsprechenden Diagnose auch verordnet und als Kassenleistung von den gesetzlichen Krankenversicherungen übernommen werden. Die für eine Verordnung ausgewählten ›digitalen Gesundheitsanwendungen‹ (DiGA) wurden vorab vom Bundesinstitut für Arzneimittel und Medizinprodukte (BfArM) auf Datensicherheit, Datenschutz und ihre Funktionalität hin geprüft und sind in einem eigenen Verzeichnis gelistet (»Empfehlungen der Autoren«, Seite 133).

Treiben Sie Sport

Mit Sport allein kann eine Depression nicht behandelt und auch Rückfällen nicht zuverlässig vorgebeugt werden. Auch Hochleistungssportler können an einer Depression erkranken. Es ist jedoch unbestritten, dass regelmäßige körperliche Bewegung gesund ist. Das gilt auch und gerade dann, wenn Sie sich von einer depressiven Phase erholt haben oder unter einer leichten Form der Depression leiden. Durch die körperliche Aktivität werden unter anderem körpereigene Hormone (wie das »Glückshormon« Endorphin) ausgeschüttet, die sich positiv auf Ihr Wohlbefinden auswirken. Sport kann deshalb zusätzlich zur Psychotherapie und Pharmakotherapie sinnvoll sein, um die Genesung zu beschleunigen, vielleicht auch, um Rückfälle zu verhindern.

Wenn die Schwere der Depression es zulässt, kann Bewegung in der Natur zu einem sinnlichen Erlebnis werden. Vielleicht gelingt es Ihnen dann, Ihre Umgebung wieder bewusster wahrzunehmen. Vor allem, wenn Sie »Ihre« Strecke gut kennen und sich deshalb nicht mehr so sehr auf den Weg konzentrieren müssen.

Immer gut zur Unterstützung

Regelmäßige Bewegung – am besten unter freiem Himmel – ist zusätzlich zur Behandlung der Depression sehr zu empfehlen.

Welche Sportart ist geeignet?

Grundsätzlich sind alle Ausdauersportarten wie Wandern, Radfahren, Schwimmen, Walken oder gemäßigtes Joggen empfehlenswert. Um sich tatsächlich besser zu fühlen, sollte Sie »Ihre« Sportart regelmäßig betreiben, idealerweise drei- bis viermal in der Woche ungefähr eine halbe Stunde lang.

Falls Sie unter Ein- und/oder Durchschlafschwierigkeiten leiden, tut Ihnen möglicherweise auch ein regelmäßiger abendlicher Spaziergang gut. Sie sollten sich jedoch vor dem Zubettgehen nicht anstrengend sportlich betätigen. Dadurch könnten nämlich Ihre Schlafprobleme noch verstärkt werden.

Finden Sie bei der von Ihnen ausgewählten Ausdauersportart Ihr sportliches Wohlfühltempo: Beginnen Sie langsam und steigern Sie dann vorsichtig Trainingszeit und -tempo.

Joggen

Falls Sie sich fürs Joggen entscheiden, starten Sie Ihr Programm mit zügigem Gehen. Nach zwei bis drei Minuten fangen Sie langsam an zu laufen. Dabei sollten Sie sich normal unterhalten können. Nach spätestens fünf Minuten sollten Sie das Tempo drosseln und wieder ein paar Minuten lang gehen. Bei Bedarf können Sie jetzt eine aktive Pause einlegen.

Nutzen Sie diese Zeit dafür, Ihre Oberschenkel und Waden zu dehnen. Beginnen Sie mit einem Ausfallschritt und stützen Sie sich an einem Baum, Zaun oder einer Bank ab. Verharren Sie eine halbe Minute lang ruhig in dieser Position und wechseln Sie danach das Bein. Anschließend winkeln Sie ein Bein nach hinten ab, greifen mit der gleichen Hand zum Fußgelenk und ziehen dieses Richtung Gesäß. Dabei wird die Oberschenkelmuskulatur gedehnt. Nach einer halben Minute ist das andere Bein dran. Nach dieser Pause beginnen Sie das Programm wieder von vorn. Nach und nach können Sie dann die Gehpausen immer weiter verkürzen, bis Sie schließlich die ganze Strecke durchlaufen.

Den Alltag besser bewältigen

Während einer depressiven Phase haben Sie vermutlich ständig das Gefühl, dass Ihr Alltag wie ein nicht zu bewältigender Berg vor Ihnen liegt. Sie wissen nicht, wo Sie anfangen sollen, und fühlen sich bereits wie gelähmt und überfordert. Die nachfolgenden Empfehlungen sollen für Sie zusätzlich zur ärztlichen oder psychologischen Therapie eine Hilfe sein, den Alltag stressfreier zu bewältigen.

Mehr angenehme Aktivitäten einplanen

Für manche Betroffene kann es hilfreich sein, sich einen konkreten Wochenplan zu erstellen. Die Erstellung von Wochenplänen ist auch ein Baustein der kognitiven Verhaltenstherapie (KVT). Sie können so bewusst Einfluss nehmen, dass die Woche nicht nur aus Belastungen und unangenehmen Aufgaben besteht. Bei vielen Betroffenen überwiegen unangenehme Aufgaben und Anforderungen. Planen Sie deshalb bewusst Aktivitäten ein, über die Sie sich vielleicht sogar im Rahmen Ihrer Depression etwas freuen können. Dies hilft auch gegen Ihre Erkrankung. Notieren Sie auf dem Wochenplan alle Aktivitäten, die Sie im Laufe der Woche erledigen müssen oder wollen. Wenn Sie möchten, können Sie Ihre Wochenplanung darüber hinaus auf potenzielle Spaß- und Erfolgserlebnisse überprüfen: Schreiben Sie hinter die positiven Aktivitäten, wie groß Sie den damit verbundenen Spaßfaktor (S), und hinter die negativen Aktivitäten, wie groß Sie das damit einhergehende Erfolgserlebnis (E) einschätzen. Gut geeignet ist eine Skala von 0 (gar nicht) bis 5 (sehr viel). Zum Beispiel: Allein mit dem Auto in die Stadt fahren (E = 4); eine alte Freundin treffen (S = 3) usw.

Möglicherweise stellen Sie dann fest, dass die unangenehmen und nicht mit einem Erfolgserlebnis verknüpften Aktivitäten überwiegen. In diesem Fall können Sie überlegen, ob Sie in Ihre Wochenpla-

Mein Wochenplan vom ________________ bis zum ________________

Uhrzeit	Montag	Dienstag	Mittwoch	Donnerstag	Freitag	Samstag	Sonntag

Der Plan hilft Ihnen, positive und herausfordernde Aktivitäten für die Woche zu planen und zu prüfen. Tragen Sie hierfür hinter positiven Aktivitäten den Spaßfaktor (0–5) und hinter herausfordernden Aktivitäten das Erfolgserlebnis (0–5) ein.

nung mehr positiv besetzte Ereignisse einbauen können.

Schlafstörungen bekämpfen

Die meisten Menschen mit Depression leiden unter Ein- und/oder Durchschlafstörungen. Typischerweise wachen depressiv Erkrankte in der zweiten Nachthälfte auf und liegen dann mit quälenden Grübeleien im Bett. Bei schwerer Depression sind diese Schlafstörungen oft sehr hartnäckig und lassen sich nur medikamentös lindern. Es gibt jedoch einige allgemeine Empfehlungen, die bei Schlafstörungen hilfreich sein können.

Zunächst ist ein möglichst geregelter Tagesablauf mit festen Zeiten fürs Aufstehen und Zubettgehen wichtig. Vermeiden Sie es, soweit es Ihnen möglich ist, sich tagsüber hinzulegen. Bestimmte Rituale wie ein Abendspaziergang, entspannende Musik hören oder lesen, können Ihnen dabei helfen, den Tag hinter sich zu lassen und sich auf die Nachtruhe einzustimmen.

Schweres Abendessen, Kaffee, schwarzer Tee oder Cola können sich bekanntlich negativ auf den Schlaf auswirken. Auch Alkohol ist problematisch. Er erleichtert vielleicht das Einschlafen, führt aber oft zu Durchschlafproblemen.

Genau beobachten ist wichtig

Bitte bedenken Sie die Zusammenhänge zwischen Schlaf und depressiver Stimmung. Bei vielen Erkrankten bessert Schlafentzug oder ein verkürzter Schlaf die Depression, und langer Schlaf kann die Depression und das Erschöpfungsgefühl verstärken.

Bei Schlafproblemen sollten Sie Ihr Bett wirklich nur zum Schlafen nutzen. Zum Essen, Lesen oder Fernsehen sollten Sie aufstehen. Vermeiden Sie es auch, längere Zeit schlaflos im Bett liegen zu bleiben, ständig auf die Uhr zu schauen und dann womöglich ins Grübeln zu verfallen. Besser wäre, aufzustehen und zum Beispiel ein warmes Bad zu nehmen oder die Lieblingsmusik zu hören. Gehen Sie erst dann wieder ins Bett, wenn Sie sich wirklich müde fühlen.

Wenn Sie die Kraft dazu haben, sollten Sie auch morgens regelmäßig zur gewohnten Zeit aufstehen. Bedenken Sie, dass Ihr Körper nur etwa 7 bis 8 Stunden Schlaf pro Tag benötigt. Wenn Sie bereits um 22 Uhr ins Bett gehen und vielleicht noch 1 Stunde mittags geschlafen haben, können Sie nicht erwarten, dass Sie bis morgens um 8 Uhr durchschlafen. Gehen Sie deshalb abends nicht zu früh ins Bett.

Das Schlaf-Depressions-Protokoll (Seite 101) hilft Ihnen möglicherweise zu erkennen, ob eine Beschränkung der Bettzeit auf sieben bis acht Stunden für Sie wichtig ist. Bei Verkürzung der Bettzeit bessert sich auch meist die Schlafqualität, d. h. Sie wachen weniger oft auf und schlafen tiefer.

Ernährung bei Depression

Immer wieder keimt die Hoffnung, eine Depression durch bestimmte Diäten oder Nahrungsergänzungsmittel behandeln oder verhindern zu können. Omega-3-Fettsäuren, Vitamine, Selen, Kalzium, mediterrane Diäten und vieles andere wird hier diskutiert. Leider ist bei kritischer Durchsicht für keine der diskutierten Mittel und Diäten ein brauchbarer Wirksamkeitsnachweis vorhanden und methodisch stringente Studien kommen zu ernüchternden Ergebnissen. Es gibt keine wissenschaftlichen Belege dafür, dass eine Depression allein durch eine spezielle Diät behandelt werden kann. Es können hier trotzdem einige allgemeine Empfehlungen ausgesprochen werden.

Keine Diäten machen

Während einer depressiven Episode sollten größere Gewichtsschwankungen möglichst vermieden werden. Insofern ist es meist nicht günstig, während einer Depression mit einer Diät oder mit dem Fasten zu beginnen. Da Appetitlosigkeit und Gewichtsverlust oft Begleiter einer depressiven Episode sind, sollten Sie ganz bewusst auf einen möglichst abwechslungsreichen Speiseplan achten und sich öfter mal Ihr Lieblingsessen gönnen.

Besonders ältere Menschen müssen auf ausreichendes Trinken (ca. zwei Liter pro Tag sind ratsam) achten. Während einer Depression ist oft nicht nur der Appetit, sondern auch der Durst vermindert.

Achten Sie auf genügend Ballaststoffe

Verdauungsbeschwerden sind ein häufiger Begleiter depressiver Erkrankungen. Schuld daran ist oft mangelnde Bewegung und manchmal auch eine unzureichende Flüssigkeitsaufnahme. Insofern können regelmäßige, kleine Spaziergänge und ausreichendes Trinken helfen, Ihren Darm wieder in Schwung zu bringen. Auch eine ballaststoffhaltige Ernährung regt die Darmtätigkeit an und beugt so Verstopfungen vor.

Chili und Schokolade – zweifelhafte Empfehlungen zur Ernährung

In den Medien tauchen immer wieder recht zweifelhafte Ernährungsempfehlungen für Depressive auf. So wird den Betroffenen beispielsweise geraten, ausschließlich scharf zu essen und alle Gerichte mit Chili und Peperoni zu würzen. Die scharfen Schoten sollen die Endorphinproduktion im Körper ankurbeln. Auch der Verzehr von Schokolade wird immer wieder empfohlen, da die ebenso fett- wie kohlenhydratreichen süßen Tafeln die Serotoninproduktion im Körper erhöhen sollen. Problematisch an solchen Empfehlungen ist vor allem die Einseitigkeit. Es ist wichtig, dass Sie auf eine ausgewogene Ernährung achten, um Mangelerscheinungen vorzubeugen.

Rückfallverhütung: Das können Sie selbst tun

Ist die depressive Episode abgeklungen, so fühlen Sie sich möglicherweise wie aus einem Albtraum erwacht und würden die dunklen Wochen oder Monate am liebsten sofort vergessen.

Es ist verständlich, dass Sie sich nach dem Abklingen nicht mehr mit Ihrer Depression beschäftigen möchten. Doch bei einer Depression besteht immer ein ernsthaftes Rückfallrisiko. Sie selbst können viel dazu beitragen, dieses möglichst gering zu halten.

Experte in eigener Sache werden

Setzen Sie sich mit Ihrer Erkrankung intensiv auseinander. Versuchen Sie, »Experte in eigener Sache« zu werden und sich möglichst gut über Depressionen zu informieren. Beziehen Sie so weit wie möglich auch Ihre näheren Angehörigen oder Ihren Lebenspartner in diesen Lernprozess mit ein, da Sie dann auf verstärkte Unterstützung und mehr Verständnis hoffen können.

Auf Frühzeichen achten

Überlegen Sie sich, welche Frühzeichen der depressiven Erkrankung bei Ihnen auftraten. Woran haben Sie zuerst bemerkt, dass etwas nicht stimmt? Manche Betroffene berichten in diesem Zusammenhang von hartnäckigen Schlafstörungen, bei anderen stehen Grübelneigungen oder verstärkte Selbstkritik am Anfang einer Depression. Ein Patient berichtete, dass seine Gedanken plötzlich nur noch um die Vergangenheit kreisten, um das Wort »hätte«. »Hätte ich doch damals bloß nicht ...«, »hätte ich doch anders reagiert«. Die Zukunft erschien ihm verschlossen.

Hat sich die Depression bei Ihnen langsam über Wochen eingeschlichen oder begann sie relativ abrupt? Notieren Sie sich Ihre Frühzeichen und das langsame oder schnelle Einsetzen der Depression.

Überlegen Sie sich, wie Sie vorgehen, falls Sie diese Frühzeichen bemerken oder erneut in eine schwere Depression geraten sind. An wen können Sie sich wenden? Ist diese Person immer (auch nachts!) erreichbar? Wer muss sonst noch verständigt werden? Besonders bei rezidivierender schwerer Depression ist es wichtig, bereits im Vorfeld ein »Notfallpaket« zu schnüren, das zum Beispiel die wichtigen Telefonnummern, Schlafanzug und andere Utensilien für eine stationäre Behandlung, alte Arztbriefe und Befunde, Medikamentennamen, Versicherungskarte, enthalten kann. In der Depression wird es Sie sehr große Mühe kosten, notwendige organisatorische Schritte zu unternehmen. Oft ist dann schon die Suche nach der Telefonnummer des behandelnden Arztes zu viel.

Auf das Schlafverhalten achten

Wenn Sie mit Ihrem Schlaf-Depressions-Protokoll (Seite 101) festgestellt haben, dass bei Ihnen persönlich eine lange Bettzeit häufig mit einer Verschlechterung der Stimmung und des Erschöpfungsgefühls einhergeht, dann sollten Sie der Versuchung widerstehen, Ihre Bettzeit über sieben bis acht Stunden auszudehnen oder ein Nachmittagsschläfchen zu halten, auch wenn Sie sich müde fühlen.

Eigene Verhaltensmuster erkennen

Eine Betroffene berichtete, dass dem Auftreten ihrer depressiven Episoden häufig neue und enge Beziehungen mit den damit verbundenen Freuden, Erwartungen, Ängsten und Enttäuschungen vorausgegangen seien. Sie lernte daraus, sich in solchen Situationen vorsichtiger und zurückhaltender zu verhalten. Eine andere Betroffene übernahm immer bereitwillig in der Familie und im Beruf Arbeit und Verantwortung für andere, vernachlässigte dabei jedoch ihre eigenen Wünsche und Interessen. Sie manövrierte sich so in eine Überforderungssituation und reagierte mit einer Depression, insbesondere auch dann, wenn ihr der große Einsatz nicht gedankt wurde.

Überforderung vermeiden

Versuchen Sie, vielleicht auch im Gespräch mit Ihrem Arzt oder Psychotherapeuten, Ihre speziellen Risikosituationen herauszufinden (z. B. Überforderung im Beruf, Streit in der Familie, Prüfungsstress etc.). Überlegen Sie sich, ob und wie Sie derartige Situationen vermeiden beziehungsweise bewältigen können, und schreiben Sie sich die einzelnen Schritte konkret auf. Derartige Überforderungssituationen zu vermeiden, ist oft schwieriger, als es erscheint, und erfordert ein intensives Auseinandersetzen mit den eigenen Verhaltensmustern und vielfach psychotherapeutische Unterstützung.

Informationen und Hilfe für Angehörige

Wie jede schwere Erkrankung ist auch die Depression für Angehörige eine Belastung. Erschwerend kommt die Unsicherheit dazu, wie man sich richtig verhalten soll.

Häufig entsteht Hilflosigkeit, wenn der Eindruck entsteht, der Erkrankte möchte sich nicht helfen lassen. Auch die Sorge vor einer Suizidhandlung kann sehr bedrückend sein.

Die Depression ist für alle belastend

Steht die Diagnose Depression noch nicht fest, so wird das veränderte Verhalten des Betroffenen oft als beunruhigend empfunden. Man versteht nicht, warum sich der erkrankte Angehörige so verändert hat. Mit der Diagnose der Erkrankung hören die Schwierigkeiten aber nicht auf. Die Sorge um den Erkrankten und Unsicherheit, wie man sich als Angehöriger verhalten soll, belasten die Angehörigen. Hinzu kommt oft Hilflosigkeit, insbesondere dann, wenn der Erkrankte sich nicht helfen lassen will und gute Ratschläge nicht annimmt. Vielleicht stellen sich auch Ärger und Ungeduld ein und es besteht Unsicherheit, ob der Erkrankte nicht kann oder vielleicht nur nicht will. Auch Schuldgefühle können Angehörige quälen, wenn sie glauben, mit Schuld an der Erkrankung zu tragen.

Für die Familie ist es schmerzhaft, den Partner, Elternteil oder Freund plötzlich so leidend, energielos und hoffnungslos zu erleben. Vor allem Eltern eines depressiven Kindes fragen sich, was sie bei ihrem Sohn oder ihrer Tochter bloß falsch gemacht haben. Eine Befragung der Stiftung Deutsche Depressionshilfe ergab, dass die Belastungen durch die Depression ein Grund dafür sein können, dass Beziehungen in die Brüche gehen. Zugleich geben aber rund 30 Prozent der Betroffenen an, dass sich durch das gemeinsame Durchstehen der schweren Zeit während der depressiven Episode ihre Partnerschaft vertieft und intensiviert habe.

Was Angehörige oder Freunde tun können

Zum Umgang mit depressiven Familienmitgliedern oder Freunden gibt es folgende Empfehlungen:

Sich informieren Wichtig ist zunächst, dass Sie sich über die Erkrankung informieren. Sie werden dann erkennen, dass eine Depression mehr ist als eine Reaktion auf schwierige Lebensumstände. Es ist eine schwere und ernst zu nehmende Erkrankung. Fast immer sind auch der Schlaf, der Appetit und die Sexualität beeinträchtigt.

Missverständnisse vermeiden Das Wissen um die Erkrankung hilft Ihnen, Missverständnisse zu vermeiden und das veränderte Verhalten des Erkrankten nicht als ein »Sich-Gehen-lassen«, Lieblosigkeit oder Faulheit fehlzuinterpretieren. Auch der stärkste Mensch ist bei einer schweren Depression kaum mehr in der Lage, kleinste Dinge wie das Aufstehen und Zähneputzen zu erledigen.

Sich nicht die Schuld geben

Als Angehöriger sind Sie weder Schuld an der Erkrankung noch sind Sie für die Heilung zuständig.

Schuld ist die Erkrankung Weiter ist wichtig zu wissen, dass Sie als Angehöriger nicht Schuld an der Erkrankung sind. Auch wenn es zum Beispiel Streit in der Partnerschaft gegeben hat: Schuld ist die Erkrankung Depression und der erkrankte Angehörige hat das Pech, diese Veranlagung mitbekommen zu haben.

Verantwortung teilen Sie sind nicht verantwortlich für die Heilung. Dafür sind die Ärzte und Psychologischen Psychotherapeuten zuständig. Überspitzt formuliert: Mit Liebe kann man eine Depression ebenso wenig heilen wie einen Diabetes mellitus. Trotzdem ist es – wie bei jeder Erkrankung – wichtig, geduldig und zuversichtlich an der Seite des Erkrankten zu stehen.

Den Weg in die Behandlung bahnen Eine wichtige Aufgabe der Angehörigen ist oft, den Weg in die professionelle Behandlung zu bahnen und den Erkrankten zu motivieren, diese durchzuhalten. Dem Erkrankten fehlen die Kraft und die Hoffnung, sich einen Facharzttermin zu organisieren und diesen wahrzunehmen. Es kann wichtig und hilfreich sein, dass Angehörige den Termin vereinbaren und den Erkrankten vielleicht zum Arzt begleiten. Depressiv Erkrankte haben immer das Gefühl, dass alles, was sie tun, falsch ist und nichts bringt. Das gilt auch für die medikamentöse oder psychotherapeutische Behandlung. Insofern ist es eine wichtige Aufgabe der Angehörigen, den Erkrankten zum Durchhalten der Behandlung zu ermutigen.

Sich nicht abwenden und positiv bleiben
Viele Depressive ziehen sich von ihrer Umwelt zurück und wirken ablehnend. Wenden Sie sich nicht von dem Betroffenen ab. Erinnern Sie ihn geduldig daran, dass die Depression eine behandelbare Erkrankung ist und die Krankheitsphase wieder vorbeigehen wird. Auch wenn es dem Erkrankten schwerfallen wird, Ihre positive Sicht zu teilen, bleiben Sie dabei und akzeptieren Sie, dass der Erkrankte diese krankheitsbedingt nicht übernehmen kann (z. B.: »Auch wenn du das dir momentan nicht vorstellen kannst, aber diese depressive Episode wird abklingen und du kannst dich wieder über dein Leben freuen.«).

Zu Aktivitäten ermuntern Vielen Menschen mit Depression fällt es schwer, sich zu Aktivitäten zu motivieren. Selbst Aufstehen und Anziehen stellen plötzlich ein unüberwindliches Hindernis dar. Hier können Sie als Angehörige den Patienten unterstützen und manchmal gelingt es dann mit Unterstützung und Aufmunterung doch, Dinge zu erledigen. Wichtig hierbei ist es aber zu akzeptieren, dass der Erkrankte manches beim besten Willen nicht schafft.

Manche Ratschläge sind nicht hilfreich
Ratschläge, wie einfach mal abzuschalten und für ein paar Tage Urlaub zu machen, sind nicht hilfreich. Eine fremde Umgebung wird von dem Betroffenen nur als eine zusätzliche Belastung erlebt und die Depression wird davon nicht weggehen. Auch die verständliche Aufforderung, er oder sie möge sich mehr »zusammenreißen«, wird der Schwere dieser Erkrankung nicht gerecht. Dies versuchen die Erkrankten sowieso schon vergeblich.

Wichtige Entscheidungen verschieben
Raten Sie dem Betroffenen, wichtige Lebensentscheidungen unbedingt zu verschieben. Der Depressive betrachtet sein Leben und seine Umwelt wie durch eine schwarze Brille und wird so möglicherweise Fehlentscheidungen treffen, die er nach dem Abklingen der Depression bereut.

Selbstfürsorge betreiben Verlieren Sie als Angehöriger Ihre Interessen und Grenzen nicht aus den Augen. Pflegen Sie zu Ihrer Unterstützung Kontakt zu Freunden und Bekannten. Hilfreich kann für Sie auch der Besuch einer Selbsthilfegruppe für Angehörige sein. Hier bietet der Bundesverband der Angehörigen psychisch Kranker e. V. (BApK) Unterstützung an (Kontaktdaten siehe »Empfehlungen der Autoren«, Seite 133).

Depression am Arbeitsplatz

In den Medien wird oft diskutiert, ob die Arbeitsbelastungen zu »Burn-out« führen. Aber ist die Zahl der Depressionen tatsächlich gestiegen und macht uns wirklich die Arbeit krank?

Das Thema Depression am Arbeitsplatz wird auch von Unternehmen und der Politik als zunehmend bedeutsam wahrgenommen. Statistiken belegen, dass die Zahl der Arbeitsunfähigkeitstage oder Frühberentungen aufgrund von Depression zunehmen. Die durch psychische Krankheiten ausgelösten Krankheitstage haben sich in den letzten 30 Jahren vervielfacht, wohingegen die Fehlzeiten am Arbeitsplatz insgesamt eher leicht zurückgegangen sind.

Oft wird das Thema deshalb unter der Vorstellung diskutiert, dass Arbeit zu »Burn-out« und Depression führen und krank machen kann. Als krankmachende Stressfaktoren werden hier unter anderem die beschleunigten Kommunikationsprozesse sowie die permanente Erreichbarkeit via moderner Kommunikationsmedien wie Smartphones genannt. Allerdings geht diese Diskussion von falschen Annahmen aus.

Fakten zum Thema Depression und Arbeit

Untersuchungen in der Allgemeinbevölkerung ergaben übereinstimmend, dass es keine generelle Zunahme von Depressionen gibt. Die Depression war und ist eine häufige Erkrankung. Was zunimmt, ist die Zahl der erkrankten Menschen, die eine Diagnose erhalten.

Insofern ist die Zunahme der Depressionshäufigkeit in den Statistiken zu Fehltagen und Frühberentungen eine erfreuliche Entwicklung: Immer mehr Depressive suchen medizinische Hilfe und erhalten die richtige Diagnose. Ärzte erkennen die Erkrankung besser und verstecken die Diagnose nicht mehr so häufig hinter Ausweichdiagnosen wie etwa chronischen Rückenschmerzen, anhaltenden Schlafstörungen oder Tinnitus. Sie nennen eine Depression auch Depression. Mehr Menschen mit Depression und anderen psychischen Erkrankungen kommen aus der Isolation heraus und erhalten Hilfe. Dies ist auch die naheliegendste Erklärung für die erfreuliche Entwicklung der Suizidzahlen in den letzten Jahrzehnten: Diese gingen in Deutschland von jährlich ca. 18 000 Suiziden Anfang der 1980er-Jahre auf ca. 9000 im Jahr 2020 zurück.

Zudem ist der immer wieder genannte Zusammenhang zwischen beruflichem Stress und einer daraus resultierenden Depression weniger eindeutig als vielfach angenommen wird. Da jede Depression mit dem Gefühl der Erschöpfung und Überforderung einhergeht, ganz unabhängig von den tatsächlich vorhandenen Anforderungen, wird hier der tägliche Arbeitsstress oft fälschlicherweise als Ursache der Depression oder des »Burnouts« angesehen.

Ursache oder Folge?

Überforderungsgefühl am Arbeitsplatz ist meist Folge der Depression und nicht deren Ursache.

Regelmäßige Arbeit als Depressionsschutz

Für einzelne Erkrankte mit leichter Depression und einem geeigneten Arbeitsumfeld kann es sinnvoll sein, mit dem Arbeitgeber zu sprechen und bei einem deutlich reduzierten Arbeitspensum in dem Arbeitsrhythmus zu bleiben. Viele depressiv Erkrankte sind im gesunden Zustand eher Leistungsträger, verantwortungsbereit und gewissenhaft, sodass bei einem vertrauensvollen Arbeitsverhältnis derartige Lösungen bisweilen möglich sind. Manche Erkrankte ziehen diese Lösung einer Krankschreibung vor, bei der sie dann zu Hause grübelnd im Bett liegen. Nach einer Krankschreibung gibt es zudem die Option betrieblicher Wiedereingliederungsmaßnahmen, die dem Betroffenen im Rahmen seiner individuellen Leistungsfähigkeit die schrittweise Rückkehr in seinen vertrauten Arbeitsalltag ermöglicht.

Richtig ist sicher, dass eine schlechte Arbeitsatmosphäre zu Unzufriedenheit, Stress und Frustration sowie zu einer inneren Loslösung des Mitarbeiters von seinem Arbeitsplatz führt. Solche Reaktionen sind normal, führen aber keinesfalls geradewegs in eine Depression. Entscheidend ist die Veranlagung zu dieser Erkrankung.

Was müssen Arbeitgeber und Kollegen wissen?

Betroffene Arbeitnehmer befürchten unter anderem, der eigenen Karriere durch ein Bekanntwerden der Erkrankung nachhaltig zu schaden und von Vorgesetzten und Kollegen als dauerhaft nicht (mehr) belastbar und leistungsfähig eingestuft zu werden. Das Verschweigen der Erkrankung führt aber wiederum dazu, dass sich viele Betroffene mit ihrer Erkrankung isoliert fühlen.

Wie offen Sie am Arbeitsplatz mit Ihrer Erkrankung umgehen wollen und können, sollten Sie sich in Ruhe überlegen. Wie jede Erkrankung ist auch eine Depression Ihre Privatsache und Sie sind nicht verpflichtet, diese Ihrem Arbeitgeber oder den Kollegen mitzuteilen. Ihre Entscheidung muss in Abhängigkeit von Ihrem Verhältnis zu Ihrem Arbeitgeber und Ihren Kollegen sowie auch Ihrer weiteren Berufs- und Karrierepläne getroffen werden. Sobald ein längerer Arbeitsausfall ansteht, zum Beispiel im Rahmen einer stationären Behandlung, müssen Sie entscheiden, ob und in welcher Weise Sie das Gespräch mit Ihrem Personalverantwortlichen suchen. Falls Sie sich für ein offenes Gespräch entscheiden, sollten Sie ihn kurz und knapp über Ihre Erkrankung informieren und darüber, wie lange Ihre Firma voraussichtlich auf Sie verzichten muss. Ist das nicht vorhersehbar, dann sollten Sie das auch so mitteilen und vielleicht zusichern, sich mit genaueren Angaben schnellstmöglich zu melden. Bitten Sie gegebenenfalls darum, dass Ihre Angaben streng vertraulich behandelt werden. Ihre Vorgesetzten müssen nur über die Krankschreibung, nicht jedoch über die Diagnose informiert werden. Auf dem Krankschreibungsblatt für den Arbeitgeber ist daher die Diagnose nicht angegeben.

Die rechtliche Seite

Ihr Arbeitgeber hat kein Recht darauf, den Grund Ihrer Krankmeldung – die Diagnose – zu kennen. Rechtlich gesehen darf Ihnen aus krankheitsbedingten Gründen nur bei einer »negativen Zukunftsprognose« gekündigt werden. Diese liegt dann vor, wenn auch bei einer entsprechenden medizinischen und/oder psychotherapeutischen Behandlung keine Besserung Ihres gesundheitlichen Zustandes zu erwarten ist. Da eine Depression gut behandelbar ist, trifft das in der Regel nicht zu.

Im Rahmen einer Befragung der Stiftung Deutsche Depressionshilfe gaben 26 Prozent der Betroffenen an, offen mit ihren Kollegen und 19 Prozent mit den Vorgesetzten gesprochen zu haben. Etwa 70 Prozent konnten damit gute Erfahrungen machen, aber eben nicht alle.

Falls Sie sich dafür entscheiden, Ihre Erkrankung für sich zu behalten, sollten Sie sich für Nachfragen von Arbeitskollegen eine Standardantwort zurechtlegen. Zum Beispiel: »Ich war ziemlich krank und kam kaum mehr aus dem Bett. Ich bin froh, dass es vorbei ist. Erinnern Sie mich lieber nicht daran.«

Wer oder was hilft Ihnen aus der Depression? Neben den richtigen Medikamenten und der Psychotherapie können u. a. auch die Angehörigen, der Partner, andere Betroffene oder der Austausch im Internet eine hilfreiche Rolle spielen.

Was uns zum Schluss noch wichtig ist

In diesem Buch finden Sie zahlreiche praxiserprobte gute Ratschläge. Viele von diesen werden von schwer depressiv Erkrankten beim besten Willen nicht umzusetzen sein. Bitte machen Sie sich deswegen keine Vorwürfe. Auch der stärkste von einer Depression betroffene Mensch kann viele Dinge nicht schaffen, die Nicht-Betroffenen ganz leicht erscheinen.

Glossar

Antidepressiva Medikamente, die nach gründlicher Überprüfung für die Behandlung von depressiven Erkrankungen zugelassen wurden und sich entsprechend bewährt haben. Anders als etwa Schlaf- oder Schmerzmittel wirken Antidepressiva nicht sofort, sondern entfalten ihre volle antidepressive Wirkung erst nach zwei bis vier Wochen. Entgegen hartnäckiger Vorurteile machen Antidepressiva nicht abhängig und verändern auch die Persönlichkeit nicht.

Bipolare affektive Störungen Form der depressiven Erkrankung, bei der neben depressiven Phasen auch manische Phasen auftreten. Diese sind unter anderem durch eine übermäßige euphorische Grundstimmung und Aktivität gekennzeichnet.

Compliance Bereitschaft des Patienten, die Therapie mitzutragen, d. h. die Behandlung so wie empfohlen durchzuführen. Die Compliance beeinflusst den Krankheitsverlauf entscheidend mit. Behandlungen scheitern oft daran, dass die Medikamente nicht wie empfohlen eingenommen werden.

Depressive Episode Die Zeitspanne vom Auftreten bis zum Abklingen der depressiven Krankheitszeichen.

Fokaltherapie Form der Psychotherapie, bei der sich der Betroffene und sein Psychotherapeut im Rahmen der Behandlung auf einen hauptsächlich vorherrschenden Konflikt konzentrieren, der als Auslöser der Erkrankung angenommen wird.

Kognition Von lateinisch cognoscere = erkennen. Der Begriff umfasst die Prozesse des Wahrnehmens, Erkennens, Begreifens, Urteilens und Rückschließens. Kognitive Verhaltenstherapeuten gehen von einer engen Verbindung zwischen dem menschlichen Denken, Fühlen und Handeln aus.

Larvierte Depression Von lateinisch larva = die Maske. Form der Depression, die in der ärztlichen Praxis leicht übersehen wird. Die Betroffenen leiden vorwiegend unter körperlichen Beschwerden wie etwa Kopf- oder Rückenschmerzen, Herz- oder Atembeschwerden.

Lithium Lithium wird vor allem zur rückfallverhütenden Dauerbehandlung von bipolaren affektiven Störungen eingesetzt. Die Behandlung erfordert fachärztliches Wissen und eine enge und zuverlässige Kooperation zwischen Patient und Arzt, da sonst die Risiken einer Lithiumbehandlung gegenüber den Vorteilen überwiegen.

Neuroleptika Zusammenfassende Bezeichnung verschiedener Substanzen, die üblicherweise bei schizophrenen Erkrankungen verabreicht werden, aber auch bei depressiven Patienten hilfreich sein können. Sie kommen bei schwerer und insbesondere wahnhafter Depression zum Einsatz.

Neurotransmitter Chemische Botenstoffe, die für die Übertragung der Aktivität von einer zur anderen Nervenzelle wichtig sind. Bei der Entstehung und Aufrechterhaltung einer Depression spielen die Botenstoffe Serotonin und Noradrenalin eine zentrale Rolle.

Pharmakotherapie Krankheitsbehandlung mit entsprechenden Arzneimitteln. Bei der Behandlung einer Depression werden überwiegend sogenannte »Antidepressiva« eingesetzt.

Placebo Wirkstofffreies, äußerlich nicht von einem Originalmedikament unterscheidbares »Scheinmedikament«. Wird unter anderem bei der Überprüfung der Wirksamkeit von Antidepressiva eingesetzt.

Postpartale Depression Schwere und behandlungsbedürftige depressive Erkrankung der Mutter nach der Geburt. Darf nicht mit dem durch die hormonelle Umstellung nach der Geburt hervorgerufenen Stimmungstief verwechselt werden, das umgangssprachlich auch »Baby-Blues« oder »Heultage« genannt wird.

Psychiater Facharzt für Psychiatrie, der nach dem Medizinstudium eine entsprechende Facharztausbildung absolviert hat. Er kann eine Depression medikamentös und psychotherapeutisch behandeln.

Psychopharmaka Medikamente, die über eine Veränderung des Gehirnstoffwechsels psychische Prozesse beeinflussen sollen. Zum Beispiel Beruhigungsmittel (wie Valium), Schlafmittel, Neuroleptika oder Antidepressiva.

Psychotherapeut Psychologen oder Ärzte, die eine staatlich anerkannte psychotherapeutische Weiterbildung absolviert haben und somit die Erlaubnis besitzen, psychotherapeutisch tätig zu sein.

Psychotherapie Behandlung psychischer Störungen und Erkrankungen mit psychologischen Methoden als Einzel- oder Gruppentherapie.

Repetitive transkranielle Magnetstimulation Die transkranielle Magnetstimulation (TMS) wird als ein neues Verfahren zur Depressionsbehandlung erforscht. Transkraniell bedeutet »durch den Schädel hindurch«. Bei der Magnetstimulation werden durch ein sich schnell auf- und wieder abbauendes Magnetfeld Nervenzellen in bestimmten Hirnbereichen angeregt.

Rezidiv Wiederauftreten einer depressiven Phase, nachdem die Krankheitszeichen vollständig verschwunden waren (= »Rückfall«).

Sedierende Substanz Substanzen mit einer dämpfenden, beruhigenden Wirkung auf das Zentralnervensystem. Werden zur allgemeinen Beruhigung bei erregten und ängstlichen Patienten eingesetzt.

Suizid Suizid bedeutet auf lateinisch »Selbsttötung«.

Suizidalität umfasst alle Gedanken, Pläne, Impulse und Handlungen, die in Richtung Selbsttötung gehen. Nahezu alle Patienten mit schwerer Depression kennen Suizidgedanken und -impulse. Die Suizidalität ist ein dunkler Begleiter der depressiven Erkrankung und macht diese oft zu einer lebensbedrohlichen Krankheit.

Symptome Beobachtbare physiologische oder psychologische Krankheitsanzeichen. Die Hauptsymptome einer depressiven Erkrankung sind eine gedrückte Stimmung, Interessen- bzw. Freudlosigkeit und Schwunglosigkeit.

Synaptischer Spalt Lücke zwischen zwei Nervenzellen, die ein unüberwindbares Hindernis für elektrische Impulse darstellt. Der Impuls kann den synaptischen Spalt mithilfe chemischer Botenstoffe überbrücken. Diese werden in den Spalt freigegeben, lagern sich an den Kontaktstellen der angrenzenden Nervenzelle an und aktivieren diese so.

Stichwortverzeichnis

Empfehlungen von Prof. Dr. med. Ulrich Hegerl und Dr. Svenja Niescken

Im Folgenden finden Sie weiterführende Empfehlungen

Wichtige Institutionen, Websites und Telefonnummern

Notarzt:
Tel.: 112

Telefonseelsorge:
Tel.: 0800 / 111 01 11
Tel.: 0800 / 111 02 22
Rund um die Uhr:
www.telefonseelsorge.de
E-Mail: telefonseelsorge@diakonie.de

Terminservicestelle/Krisendienst der Kassenärztlichen Vereinigung:
Tel.: 116 117

Info-Telefon Depression der Stiftung Deutsche Depressionshilfe:
Tel.: 0800 / 334 45 33
Mo, Di, Do 13:00 bis 17:00 Uhr
Mi, Fr 8:30 bis 12:30 Uhr

SeeleFon Selbsthilfeberatung für Angehörige:
Tel.: 0228 / 71 00 24 24
Mo bis Do 10:00 bis 12:00 und 14:00 bis 20:00 Uhr
Fr 10:00 bis 12.00 und 14:00 bis 18:00 Uhr

Kinder- und Jugendtelefon:
Tel.: 0800 / 111 03 33
Mo bis Sa 14:00 bis 20:00 Uhr
www.nummergegenkummer.de

Psychotherapeutenkammer:
https://psych-info.de

Übersicht digitale Gesundheitsanwendungen:
https://diga.bfarm.de/de/verzeichnis (letzter Zugriff 24.02.2022)

Hilfe für Angehörige:
Der Bundesverband der Angehörigen psychisch Kranker (BApK e. V.) bietet umfangreiche Informationen für die Angehörigen psychisch kranker Menschen
Tel.: 0228 / 71 00 24 00
E-Mail: mailto:bapk@psychiatrie.de
www.bapk.de

Online-Schulung zu Depression im Alter für Angehörige:
Die 90-minütige Online-Schulung der Stiftung Deutsche Depressionshilfe vermittelt Pflegekräften und pflegenden Angehörigen Wissen zu Altersdepression und zum Umgang mit Suizidalität bei älteren Menschen.
https://deutsche-depressionshilfe.de/online-schulung-altersdepression (letzter Zugriff 24.02.2022)

Depression in Schwangerschaft und nach Geburt:
Schatten und Licht e. V. betreibt ein bundesweites Selbsthilfegruppen- und Beraterinnen-Netz, führt eine umfangreiche Liste mit Fachleuten und stellt außerdem Informationen zu den stationären Mutter-Kind-Einheiten zusammen. Die dreisprachige Website gibt umfangreiche Informationen zu Depression in der Schwangerschaft sowie nach der Geburt und bietet ein betreutes Online-Forum.
https://schatten-und-licht.de

Für Kinder und Jugendliche:
Fideo vermittelt Jugendlichen ab 14 Jahren und jungen Erwachsenen Informationen zur Erkrankung Depression, wie Symptome, Ursachen und Behandlungsmöglichkeiten. Zugleich können sie sich in einem Chat miteinander austauschen. Darüber hinaus findet sich auf den Seiten ein schneller Selbsttest und ein digitaler Notfallkoffer, der in schwierigen Zeiten Unterstützung bietet. Neben diesen Inhalten für Jugendliche gibt es auch einen Bereich, der sich speziell an Familienangehörige, Schulen oder Freunden richtet.
https://fideo.de

Weitere Angebote für Jugendliche:
Informationsseite über Depression bei Jugendlichen https://ich-bin-alles.de

E-Mail-Beratung von Jugendlichen für Jugendliche: https://u25-deutschland.de

Beratungsstellen vor Ort: https://www.dajeb.de/fileadmin/beratungsstellen/suchmask.php (letzter Zugriff 14.03.2022)

Nummer gegen Kummer (Kinder- und Jugendtelefon): Tel.: 116 111

Psychotherapie-Informations-Dienst (PID):
Hier erhalten Betroffene und Angehörige die Telefonnummern und Adressen von kassenärzt-

lich zugelassenen Psychotherapeuten in ganz Deutschland.
Tel.: 030 /209 16 63 30
E-Mail: info@bdp-verband.de
https://www.psychotherapiesuche.de

Kontaktstelle zur Unterstützung von Selbsthilfegruppen:
Die »Nationale Kontakt- und Informationsstelle zur Anregung und Unterstützung von Selbsthilfegruppen« (NAKOS) bietet im Internet die Adressen der regionalen Kontaktstellen an. Diese helfen Betroffenen und Angehörigen bei der Kontaktaufnahme zu Selbsthilfegruppen in Wohnortnähe.
Tel.: 030 / 31 01 89 80
E-Mail: selbsthilfe@nakos.de
www.nakos.de

Stiftung Deutsche Depressionshilfe mit dem Schirmherrn Harald Schmidt:
Ziel der 2008 gegründeten Stiftung Deutsche Depressionshilfe ist es, einen wesentlichen Beitrag zur besseren Versorgung depressiv erkrankter Menschen und zur Verringerung der Zahl von Suiziden in Deutschland zu leisten. Neben Forschungsaktivitäten bietet die Stiftung Betroffenen und Angehörigen vielfältige Informations- und Hilfsangebote wie das Diskussionsforum Depression und das deutschlandweite Info-Telefon Depression (Tel.: 0800 33 44 5 33). Unter dem Dach der Stiftung Deutsche Depressionshilfe koordiniert das Deutsche Bündnis gegen Depression zahlreiche lokale Maßnahmen: In knapp 90 Städten und Kommunen haben sich Bündnisse gebildet, die auf lokaler Ebene Aufklärung über die Erkrankung leisten. Vorstandsvorsitzender ist Prof. Dr. Ulrich Hegerl.
www.deutsche-depressionshilfe.de

Deutsche Depressionsliga e.V.:
Bei der »Deutschen Depressionsliga« handelt es sich um eine bundesweit aktive Patientenvertretung. Die in dem gemeinnützigen Verein organisierten Mitglieder sind entweder selbst oder über einen Angehörigen von Depression betroffen. Vorstand und Mitglieder setzen sich ehrenamtlich für eine Aufklärung über Depression und eine Entstigmatisierung der Erkrankung ein. Neben Beratungs- und weiterführenden Hilfs- und Informationsangeboten finden sich auch Mutmach-Berichte von Betroffenen auf den Seiten.
https://depressionsliga.de

iFightDepression:
Auf der Webseite »iFightDepression« finden sich evidenzbasierte Informationen zu Depression und suizidalem Verhalten. Inzwischen ist das Angebot in 14 europäischen Sprachen (deutsch, englisch, italienisch, estnisch, ungarisch, griechisch, norwegisch, spanisch, katalanisch, baskisch, shqip/albanisch, bulgarisch, arabisch und polnisch) verfügbar und informiert unter anderem über die Ursachen, Krankheitsanzeichen und Behandlungsoptionen einer Depression. Verschiedene Zielgruppen – unter anderem Jugendliche, Familien, Angehörige oder Multiplikatoren wie Lehrer oder Medienschaffende – werden direkt adressiert. Ein Selbsttest, nützliche Links, Hilfskontakte und Informationsmaterial zum Herunterladen runden das Angebot ab.
https://www.ifightdepression.com/de

Diskussionsforum Depression:
Das Diskussionsforum Depression wird vom gleichnamigen gemeinnützigen Verein, unter dem Dach der Stiftung Deutsche Depressionshilfe, betrieben. Es ist das größte Forum zum Thema Depression im deutschsprachigen Raum.
https://diskussionsforum-depression.de

Die Mitte der Nacht ist der Anfang vom Tag:
Hier finden Sie eine multimediale Aufklärungs-Webseite über Depression. Auf der Seite berichten Betroffene und Angehörige in Video-Beiträgen oder persönlichen Texten über ihre Erfahrungen mit Depression. Ergänzt werden die sehr persönlichen Einblicke durch kurze Experten-Videos. Diese enthalten die wichtigsten Informationen über Symptome, Ursachen und Behandlungsmöglichkeiten der Depression. Nutzer können sich so über Depression informieren, ohne lange Texte lesen zu müssen.
https://die-mitte-der-nacht.de

Podcast »Raus aus der Depression«:
Woran erkenne ich, dass ich an einer Depression leide? Welche Therapien helfen? Welche Auswirkungen hat die Erkrankung auf Familie und Partner? Über die Depression reden hilft, die Krankheit besser zu verstehen – mit Betroffenen, Angehörigen, und vor allem mit Experten, wie in dem Wissenschafts-Podcast »Raus aus der Depression« von NDR Info. Entertainer Harald Schmidt, seit über zehn Jahren Schirmherr der Stiftung Deutsche Depressionshilfe, ist Gastgeber des Podcasts. Er spricht mit Betroffenen und fragt, wie es Ihnen geht und wie sie gelernt haben, mit einer Depression zu leben. In Kooperation mit der Stiftung Deutsche Depressionshilfe wird in jeder Folge ein anderer Aspekt der Erkrankung behandelt. Über Ursachen, Aus-

löser und Behandlungen klärt Ulrich Hegerl auf, er ist Vorsitzender der Deutschen Depressionshilfe. https://ndr.de/rausausderdepression

Patienteninformationen zu evidenzbasierter Medizin im Internet:
Deutsches Netzwerk Evidenzbasierte Medizin: https://www.ebm-netzwerk.de

Ärztliches Zentrum für Qualität in der Medizin (ÄZQ): www.patienten-information.de

Institut für Qualität und Wirtschaftlichkeit im Gesundheitswesen (IQWiG): www.gesundheitsinformation.de

Weiterführende Literatur

Hutterer, C., Rummel-Kluge, C. (2020): **Depression. Das Richtige tun. Ein Ratgeber für Angehörige und Freunde**. Berlin: Stiftung Warentest

Einen depressiv erkrankten Menschen auf seinem Weg zu begleiten kann für Angehörige sehr herausfordernd sein. Offen und verständnisvoll zu bleiben, zugleich aber gut für sich selbst zu sorgen, ist ein Balanceakt. Die beiden Autorinnen und erfahrenen Depressionsexpertinnen dieses Ratgebers beantworten häufig gestellte Fragen von Angehörigen. Sie geben hilfreiche Tipps, wie die Erkrankung angenommen und das Erleben und Verhalten der durch die Erkrankung veränderten geliebten Person besser eingeordnet werden kann.

Riecke-Niklewski, R., Niklewski, G. (2016): **Depressionen überwinden: Niemals aufgeben!** Berlin: Stiftung Warentest

Die überarbeitete Auflage des Ratgebers der Stiftung Warentest bietet den Betroffenen und allen, die ihnen nahestehen, Hilfe: Eine Depression kann behandelt werden, und das immer besser! Psychotherapie, verschiedene Medikamente und weitere, zum Teil neue Behandlungsmethoden können je nach Krankheitsbild eingesetzt werden. Sport, Stressbewältigung und eine ausgewogene Ernährung tragen viel dazu bei, dass die Depression dauerhaft der Vergangenheit angehört.

Jahnen, E. (2021): **Meine Gedanken sind blei – Wie meine Depression die Dinge sieht.** Germering: Groh

Wie fühlt sich eine Depression genau an? Wie lebt es sich mit der Diagnose? Diese Fragen beantwortet die selbst betroffene Autorin auf sehr persönliche und ungewöhnliche Weise: In kurzen Texten, Sprüchen und Illustrationen beschreibt sie mit Augenzwinkern und viel Einfühlungsvermögen, was in ihr und vielen anderen Betroffenen vorgeht und schafft so eine Grundlage für mehr Verständnis und Austausch über die Erkrankung.

Mattejat, F., Lisofsky, B. (2009): **Nicht von schlechten Eltern. Kinder psychisch Kranker.** Bonn: Psychiatrie Verlag

Wenn Eltern psychisch krank sind, leiden die Kinder ebenfalls darunter und stehen der Erkrankung meist hilflos und oft allein gelassen gegenüber. Das Buch berichtet über die Erfahrungen von Betroffenen und stellt Modelle und Initiativen vor, die Eltern und Kindern den Umgang mit der psychischen Erkrankung erleichtern sollen. Herausgeber und Autoren bemühen sich dabei sehr um die Aufklärung und das Verständnis des Lesers.

Bibliografische Information der Deutschen Nationalbibliothek
Die Deutsche Nationalbibliothek verzeichnet diese Publikation in der Deutschen Nationalbibliografie; detaillierte bibliografische Daten sind im Internet über http://dnb.d-nb.de abrufbar.

Programmplanung: Celestina Filbrandt
Projektmanagement: Anja Bippus
Redaktion: Gabriele Gaßmann
Bildredaktion: Christoph Frick

Covergestaltung: © Thieme
Layout: CYCLUS · Visuelle Kommunikation, Stuttgart

Bildnachweis Cover: © antishock/stock.adobe.com
Autorenfotos: S. 2 oben © Katrin Lorenz, S. 2 unten © C. Zoll, S. 6 © Alexander Schmidt/Punctum
Innenteil: S. 11, 51, 107 © antishock/stock.adobe.com
Zeichnungen: Christine Lackner, Ittlingen

4., überarbeitete Auflage 2022

TRIAS Verlag in Georg Thieme Verlag KG
Rüdigerstraße 14, 70469 Stuttgart, Germany
www.trias-verlag.de

Printed in Germany

Satz und Repro: Fotosatz Buck, Kumhausen
Druck: AZ Druck und Datentechnik GmbH, Kempten

Gedruckt auf chlorfrei gebleichtem Papier

ISBN 978-3-432-11580-1 1 2 3 4 5 6

Auch erhältlich als E-Book:
eISBN (ePub) 978-3-432-11581-8